抑郁的力量

〔日〕泉谷闲示◎著

佟 凡◎译

北京科学技术出版社

著作权合同登记号　图字：01-2024-1601

图书在版编目（CIP）数据

抑郁的力量 /（日）泉谷闲示著；佟凡译 .—北京：
北京科学技术出版社，2024.7（2025.2重印）
ISBN 978-7-5714-3840-1

Ⅰ . ①抑… Ⅱ . ①泉… ②佟… Ⅲ . ①抑郁症－普及
读物 Ⅳ . ① R749.4-49

中国国家版本馆 CIP 数据核字（2024）第 074119 号

策划编辑：宋　晶	电话传真：0086-10-66135495（总编室）		
责任编辑：白　林	0086-10-66113227（发行部）		
图文制作：边文彪	网　　址：www.bkydw.cn		
封面设计：源画设计	印　　刷：河北鑫兆源印刷有限公司		
责任印制：吕　越	开　　本：880 mm × 1230 mm　1/32		
出 版 人：曾庆宇	字　　数：124 千字		
出版发行：北京科学技术出版社	印　　张：6.25		
社　　址：北京西直门南大街 16 号	版　　次：2024 年 7 月第 1 版		
邮政编码：100035	印　　次：2025 年 2 月第 5 次印刷		
ISBN 978-7-5714-3840-1			

定　价：59.00 元

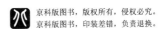

新版序

没有人能预料到，新冠病毒引起的全球性传染病会导致世界各地纷纷限制人们出行，世界完全变成了另一副模样。本以为会持续扩张的全球经济也像被泼了一盆冷水，人们不得不重新审视这个世界。

其实，我曾经和很多人一样，认为历史性的灾祸只不过是沧海一粟，且多和自己没有任何关系。然而，面对眼前突如其来的巨变，我在不知所措的同时，心中逐渐产生了各种各样的疑问。

比如，历史性的灾祸究竟要告诉我们什么事情？对人类来说，这种灾祸在历史上具有什么样的意义？

当然，人们只有在度过漫长的时间后回头再看，才能找到这些问题的答案。不过此时，我认为至少可以明确一件事，那就是这场灾祸平等地告诉所有人"记住人终有一死"（Memento Mori）。这是来自古拉丁语的一个名言警句，还可以翻译为"记住你只是一个凡人""人不要忘记死亡"，意思是提醒人们不要忘记生命的脆弱与短暂。这句话劝告人们暂时停下匆忙的脚步，重新思考自己被世界赋予的并且奇迹般地持续到现在的生命的重要性及意义。

在我之前的拙作中，"活着的意义"多次成为重要的主题，不过目前为止，可能只有少数善于内省的读者理解了这个主题。然而，在越来越多的人都不得不直面这个主题的当下，它或许已经成为人们无法忽视的现实问题。

时光飞逝，距离本书的旧版初次发行已经过去10多年。在本次再版之际，我再次调查抑郁的相关问题，发现时隔多年，情况已经发生了相当巨大的变化。

近年来，关于抑郁症的书籍一本接一本地出版，媒体也在积极地给大众启蒙，很多人已经认识到，抑郁症离我们并不遥远，任何人都可能患上抑郁症。此外，日本政府出台了一系列自杀综合对策，其中包括2015年开始推行的压力测试。至少在新冠疫情出现的2019年之前，日本的自杀人数已呈现出减少的趋势。

从改变人们对抑郁症的无知及偏见的方面来说，上述变化应该受到好评，这是社会的进步。然而，抑郁症的诊疗现状是否真正得到相应的改善？社会保障体系是否真正得以完善？我认为情况并不乐观。

统计出的数据只能反映可以量化的问题，而无法反映难以量化的质性问题。举例来说，精神萎靡、没有感情波动的状态被称为"僵尸化"状态，这是现代人抑郁的根源。然而，针对这个问题，我认为目前学界尚未制定清晰的诊断标准。

本书在后文中会提到，现代医疗模式倾向于依据书本内容诊断疾病，只看表面症状，因而将"僵尸化"状态与内源性抑郁症都归类为情绪障碍，最终使用传统的疗法治疗患者。可是，医生如果仔细地观察患者的实际情况，就会发现二者的病因和病理大相径庭，不该使用治疗内源性抑郁症的方法来改善"僵尸化"状态。

因此，如今依然存在不少因误诊多次耽误治疗而反复辞职或休学的患者，和因不接受以药物为主的治疗方法而辗转于多个治疗机构的患者。

此外，针对新型抑郁症，目前学界同样尚未找到合适的诊断和治疗方法。这个问题我在本书的旧版中早已指出，可至今已经过去 10 多年，相关情况几乎没有得到任何改善。而且，关于精神萎靡、没有感情波动的"僵尸化"状态，现实情况是它的存在甚至几乎没有被人注意到过。

新版对旧版的内容进行了重新修订，详细讲述了我对抑郁症的理解、正确面对抑郁症的方式、抑郁症的治疗方法，以及如何对抑郁症患者进行社会援助。本书将从与传统观点完全不同的视角出发，依次对各种抑郁症（从内源性抑郁症到新型抑郁症）进行讲解，从而让读者重新理解抑郁症。

而且，新版增加了针对"僵尸化"状态的剖析。这种状态正在现代人中蔓延，虽然难以理解，但确实深深地影响着现代人。可以说，它是过去的精神医学和心理学都从未涉及的新型问题。我认为，除抑郁症患者外，其他生活在现代的人也都必须重视这个问题。

我们正在经历前所未有的灾祸，既然精神对人类的存在有着重要的影响，那么人类就无法只靠解决现实问题得到救赎。我真心地希望，本书能给渴望得到广义上的精神救赎的人带来一线光明；我也真心地希望，所有受到伤害的灵魂都能坚强地生活下去。

　　2008 年 4 月，有报纸报道了辉瑞公司的一项调查结果，该结果显示在 12 岁以上人群中，每 8 个人中就有 1 个是抑郁症患者或是处于抑郁状态的人，比例约为 13%。这个数据表明，人们如今不能再对抑郁症隔岸观火，它已经变成了所有人都无法忽略的问题。

　　然而实际情况是，我经常听到处于抑郁状态的人表达不满，因为在接受治疗、进行疗养的过程中，街头巷尾传播的相关信息并不能解决他们的实际问题。

　　近年来，研究人员一直在开发新型抗抑郁药物，有些药物已经广泛投入应用，药物疗法在抑郁症的治疗中发挥了核心作用。可是，以药物为主的常规治疗方法效果并不理想，不少抑郁症患者多次尝试回归社会，却一再复发，不得不进行长期疗养，几乎被逼到绝望的境地。而且遗憾的是，医生仅通过时间极短的面诊就为患者开药的治疗模式应用广泛，我经常听到患者表达对这种医生的失望，并将他们称为"药物自动贩卖机"。

如果用骨折来比喻抑郁症，那么药物就相当于发挥支撑作用的石膏。包括抑郁症在内的很多疾病，其实还要依靠患者本人的自愈力才能被治愈。药物只是对症治疗的工具，能够帮助患者发挥自愈力才有意义，绝对无法去除患者的病根。

因此，医生真正需要做的是先和患者共同探索抑郁产生的原因，再找出阻碍患者自愈力发挥作用的原因，这是一个复杂而烦琐的过程。

这个过程被称为精神疗法，也是我在逐渐放弃药物疗法后，目前对患者进行治疗时使用的方法。基本上，我每天都会接诊很多因药物疗法和认知行为疗法的治疗效果不佳而烦恼的抑郁症患者。

在接诊时，我会通过对话的方式找出患者在此前的治疗过程中忽略的问题，并帮助患者解读抑郁情绪传达出的信息。令人欣喜的是，很多患者在接受我的治疗后都已痊愈，并且基本没有复发的风险。这里的痊愈不是指患者回到发病前的状态，而是指重获新生。他们会选择更加适合自己的生活方式。

传统的疗法将抑郁症的各种症状视为"恶"，认为治疗就是要压抑、驱逐这些症状。抑郁症之所以难以被治愈，就是因为医生总是简单地应用传统的疗法对其进行治疗。因此，我认为医生应该打破现有的惯性思维，不要将疾病当成需要制伏或铲除的"异物"，而要从新的视角出发来处理抑郁问题。

抑郁不是外来的"异物"，而是在人体内部产生的。可是，为什么人类会抑郁呢？要想理解、摆脱抑郁，我们必须从真正地面对它着手。如果只用传统的"大脑中的5-羟色胺分泌紊乱"来解释原因，就只能得出"坚持服药"这种治疗方法。然而，这种治疗方法并没有真正地回答为什么患者在发病之前没有紊乱，现在却出现这种情况的问题。

本书将利用大家熟悉的头脑、内心和身体的概念，向大家简单、清楚地介绍抑郁症的原理，以及引发抑郁症的真正原因。

基于以上内容，我还会指出抑郁症患者居家疗养的重点事项、照护思路，以及预防抑郁症的方法等。大家会了解到现代人的价值观和现代社会系统是引发抑郁症的根本原因。此外，本书对抑郁症怎么样才算被真正治愈和患者在摆脱抑郁症后应该如何生活等主题进行了讨论。

如果你在为找不到能真正解决问题的书籍而感到不满，如果你对抑郁症的传统治疗方法抱有疑惑而想寻求新的治疗方法，如果你在为如何与身边的抑郁症患者相处的问题感到烦恼，如果你想更加深入地研究抑郁症患者人数和自杀人数逐渐增加这一社会问题，那么本书一定能为你提供有用的帮助。

目录

I

第 6 章　如何避免抑郁症复发?

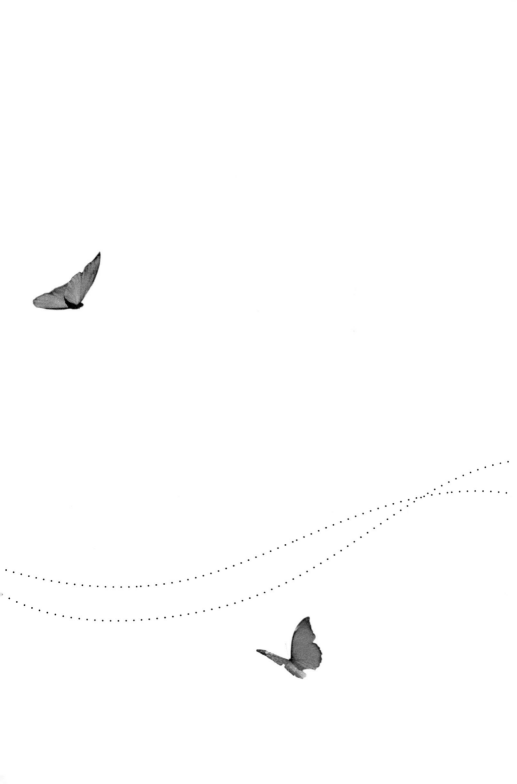

第 1 章

我是真的抑郁了吗？

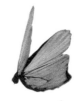

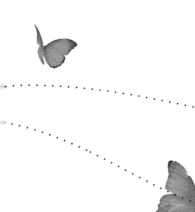

内心脆弱的人才会抑郁吗？

——内心脆弱的家伙才会抑郁。

——病由心生，因此只要拥有强大的精神力量，就不会抑郁。

直到现在，仍然有不少人抱有以上想法。实际上，即使是抑郁症患者身边的同事和家人，恐怕也多少会抱有类似的想法，哪怕他们没有表达出来。

可是，最认同这种想法的是患者自己。他们会不断地责备自己的弱小、没用。这对他们没有任何帮助，只会导致自身状况继续恶化。对抑郁症患者来说，这种情况就相当于"不断地用鞭子抽打疲惫的马"。

那么，抑郁症患者的内心是否真的非常脆弱呢？此外，精神力量的本质是什么？它与抑郁症有什么关系？

下面，让我们从梳理平时经常使用的词语开始，重新理解一下内心和精神力量的含义吧。

理解头脑、内心和身体的关系

图1（参见第3页）用头脑、内心和身体这三个词简单地勾勒出了人体的结构。

现在是大脑这个词流行的时代，有人认为提到头脑和内心，指的都是大脑。

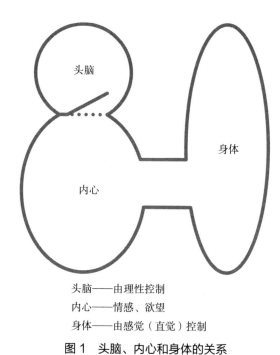

头脑——由理性控制
内心——情感、欲望
身体——由感觉（直觉）控制

图 1 头脑、内心和身体的关系

从生理学的角度来说，大脑还可以进一步被划分为新皮层和旧皮层，但大脑这个词使用起来并不方便。事实上，人们在日常生活中经常使用的头脑和内心这两个词，也能用于表达深刻的含义，但前提是我们对其进行正确定义并恰当使用。

焦虑感源自头脑，而不源自内心

通常，动物被认为仅由内心和身体组成。正如图 1 所示，内心和身体实际上是相连的。因此，内心和身体绝对不会产生矛盾或互相对立。在口渴时去喝水，在犯困时去睡觉，这是顺理成章的事情。

在进化的过程中，头脑越来越发达，于是人类诞生了。这种进化是为了提高做事效率，让人能够把曾经做成功过的事情再做成功一次，或将所捕猎物的所在地告诉其他同伴。也就是说，头脑的作用是让人抓住"第二条泥鳅"①。

头脑负责理性思考，像电脑一样处理各种信息，可以完成记忆、计算、比较、分析、推测、计划和逻辑思考等工作。

头脑具备模拟的功能，擅长分析过去、预测未来，却不擅长把握现在，无法在当下很好地发挥作用。模拟思考引发的情绪，如对过去的遗憾、对未来的焦虑，都来自头脑，而非来自内心。

此外，头脑的特点是使用"必须"和"应该"等话语体系，也就是应该做什么、不能做什么和一定要做什么等。而且，头脑总想控制所有事情，它的目标是高效，只在意事情能否顺利发展。

头脑试图控制一切，它的矛头既指向外界事物，也指向自己的内心和身体。如图1（参见第3页）所示，头脑和内心之间存在一个"盖子"。当头脑试图控制内心时，这个"盖子"就会关闭，从而导致内心发出的声音被屏蔽。这样一来，就形成了头脑与内心和身体相对立的态势，即人被"一分为二"。

---

① 第二条泥鳅：日本俗语，意思是通过模仿他人的成功行为来获得成功。

实际上，人们的各种情绪问题全都来源于这种分裂和对立。了解这一点对于理解抑郁症发作的机制至关重要。

头脑"看不起"内心

通常，人们会将内心定义为诞生情感、欲望、感觉和直觉的地方。前文提到，头脑擅长分析过去和预测未来，内心则更加关注此时此刻，即专注于现在。内心具有自由、即兴的特点，这与头脑的计划性形成鲜明的对比。

内心使用的话语体系是"想要"和"喜欢"等，也就是想做什么、不想做什么、喜欢什么或者讨厌什么。因为内心不会像头脑那样进行逻辑思考，所以它绝对不会探寻原因，而会直接得出结论。可是，没有原因并不意味着胡说八道。

其实，内心具备头脑无法比拟的洞察力，能凭借直觉看透事物的本质，并在瞬间做出判断。可是，因为内心做出的判断过于玄奥，而且没有给出明确的原因，所以对只会机械地处理信息的头脑来说，内心做出的判断几乎是无法被解析的。

在进入现代之后，人类越来越推崇头脑（理性），而头脑认为内心得出的结论反复无常、毫不准确，倾向于将其驳回。例如，当天气预报不准时，人们通常会认为天气预报是对的，天气反复无常才是造成天气预报不准的原因。实际上，类似这样本末倒置的情形很常见。在我看来，或许这正是导致人们产生各种异常情绪和精神疾病的根本原因。

陷入抑郁状态意味着内心和身体在"罢工"

下面，我终于要开始介绍抑郁状态了。

内心和身体是人类的核心组成部分，与此相对，头脑则是后期进化而来的"新角色"。然而，随着头脑的权力逐渐增大，现代人已经处于头脑的"独裁统治"之下，如图2所示。

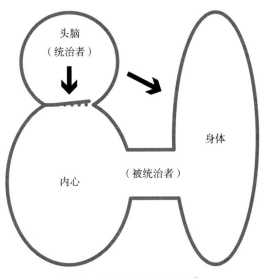

图2 头脑的"独裁统治"

长期被压迫的内心和身体对头脑的"独裁统治"忍无可忍，决定全面"罢工"，完全不回应头脑下达的所有指令，此时人就会陷入抑郁状态。有些人的内心和身体长期处于残酷的"独裁统治"下，其结果就是二者筋疲力尽、无法动弹甚至近乎崩溃，这比"罢工"更加严重。

精神力量强的人更加危险

我诊治过很多抑郁症患者，他们都有一个共同的特征，那就是意志力和忍耐力极强。对此，大家很可能感到意外。

继续用前文的比喻来介绍的话，这个特征意味着头脑的控制力极强，它会强制性地向内心和身体下达命令，完全忽略二者的"投诉"和"反抗"，头脑建立的"独裁统治"坚不可摧。

因此，富有责任感、奉行完美主义、为他人着想的人群——所谓的"过度适应"的人群，都极易陷入抑郁的深渊，这种情况相当多见。

实际上，精神力量就是头脑对内心和身体的控制力。我认为，精神力量越强的人，患抑郁症的风险越高。

摆脱头脑的"独裁统治"

在理解抑郁症产生的原理后，大家就能明白治疗方法只有一个，那就是在自己的身体内部实行"民主化"。也就是说，内心和身体必须摆脱头脑的"独裁统治"，重新夺回主权。

可是，面对内心和身体的"罢工"，头脑会继续挥舞鞭子，更加起劲地对它们大喊"去工作"。若得不到回应，头脑就会将内心和身体视为没有生存价值的废物，自杀的念头因而产生。

内心和身体由于某种原因而"罢工"就是陷入抑郁状态的真相。因此，如果只看表面，人们就会认为患上抑郁症是因为内心脆弱或精神力量不足，这与真实的情况截然相反。

为什么不能斥责或鼓励抑郁症患者？为什么斥责或鼓励抑郁症患者对他们并无帮助？在理解抑郁症产生的原理后，大家是不是已经恍然大悟了呢？

患上抑郁症能自己意识到吗？

做不到给客户打电话的销售员

　　A 先生是一家大型办公器材销售公司的销售员，已经在这家公司工作了 8 年。此前，他一直在这家公司的其他分店工作，直到 2 年前才来到位于日本东京市中心的分店。他虽然已经拥有了好几个大客户，但并没有安于现状，依然在努力地寻找新客户。

　　在销售部，他的业绩经常名列前茅，他也多次受到公司内部的表彰。体育生出身的他，在健康和体力方面拥有不输任何人的自信。A 先生的信条是——无论面对什么事情，只要去做，就要做到最好！在工作中，他只要感到一点儿不满意，就会毫无怨言地加班到深夜，这种对工作的激情和对完美的追求同样是他内心的骄傲。

　　然而，在某个产品制造期间，却出现了一个出乎意料的大问题。

　　由于制造厂家自身的原因，客户需要的产品无法在预定的交付日期前制造完成。该客户是一家大型集团的总公司，因为 A 先生平时销售认真、努力，所以该客户决定通过他购买大量办公器材。对 A 先生来说，这是一笔极其重要的订单。如果事情继续这样发展下去，他将会失去客户的信任，为此他苦恼万分。

后来，A先生选择如实告知客户产品的生产情况，并幸运地得到了客户的理解。

可是自此之后，A先生就发生了变化。

例如，给客户打电话这项普通的工作，他现在却做不到了。即使没有出现任何问题，他也不敢给相应的客户打电话。也就是说，A先生对打电话这件事情本身产生了恐惧。等他回过神来时，可能已经过去了好几个小时。

除了打电话之外，制作一份文件、发送一封邮件这些简单的小事也会让他犹豫不决。现在，他无论做什么事情都要花上比以前多一至两倍的时间，这不仅导致他在工作日的加班时间延长，还导致他在休息日出勤的情况越来越多。

在面对电脑时，A先生经常不知不觉地意识涣散，甚至陷入深度睡眠。领导注意到了他的变化，关心地说："你看起来不在状态，是不是身体不舒服？说起来，最近你的脸色也不太好。"然而，无论A先生多么努力地试图找回原来的状态，也无济于事。在不得已的时候，A先生甚至会藏进洗手间小憩。面对这些情况，A先生也不知如何是好，他想："自己就算再怎么睡眠不足，也不至于这样啊。"

身体在某天早晨突然无法动弹

由于困倦和疲惫，A先生就连早晨换衣服的时间都变得更长，有时他甚至连一条领带都选不出来。他总会呆呆地站在衣柜前，等回过神来时，已经到了该出门的时间，这导致他总赶不上电车。虽然他很清楚自己需要行动起来，但是身体却不听指挥。

直到某天早晨，A 先生再次拖着沉重的身体来到玄关。正当他准备穿鞋时，身体却突然完全无法动弹了。

"究竟发生了什么？"

"我这是怎么了？"

这些疑问在他的脑海中不停地打转，可是他的身体却无论如何都动弹不得。等他回过神来时，他才发现眼泪已经夺眶而出。

"明明没有发生任何值得伤心的事情，我为什么会哭？"

妻子发现情况不对，立刻赶到玄关，却发现丈夫正表情茫然地站在门口，泪流满面。

"你怎么了？发生什么事情了？"妻子出声询问，却没有立刻听到回答。过了一会儿，A 先生才终于张开沉重的嘴："什么事情都没有发生……可是，我的身体怎么也动不了！"

妻子看着像孩子一样哭个不停的丈夫，意识到这种情况非同小可，于是立刻带他去医院看病。

最终，A 先生被诊断出抑郁症。

自己可能无法发现抑郁症

就像 A 先生的情况一样，抑郁症并不一定是从出现典型的抑郁情绪（失落情绪）开始的。在抑郁症初期，内心的"呼喊"以身体上的各种不适症状表现出来，这种情况并不稀奇。

以A先生的情况为例，他先出现无法打电话的异常行为，再逐渐出现精神难以集中、工作效率降低、判断力下降、疲劳、乏力、困倦等症状，最后陷入身体无法动弹的状态。其间，A先生还流下了自己都无法理解的泪水。

回想此前接诊过的抑郁症患者，我发现抑郁症的初期症状种类极多。

例如，胸痛、过度呼吸（通气过度综合征）、手部颤抖、失声、恶心、食欲不振、性欲减退、出冷汗、头晕、头痛、胃痛（如胃溃疡、胃炎、胃痉挛）、腹痛、心悸、喉咙出现异物感、眼痛、肩酸、腰痛等。

大家或许听说过，有一种抑郁症名为"隐匿性抑郁症"（masked depression），是指具有隐匿性的抑郁症。这种抑郁症可直译为"假面抑郁症"，因此人们很容易对它产生误解，认为它是一种会使人像戴上面具一样变得面无表情的抑郁症，实际上并非如此。这种抑郁症患者存在身体上的症状，却完全感觉不到抑郁情绪，于是患者很容易将这些症状当成身体疾病的表现。

因此，许多隐匿性抑郁症患者最初会认为自己患上了身体疾病，从而选择前往内科等科室就诊。因为患者没有表现出精神方面的症状，所以内科医生通常难以发现隐匿性抑郁症的存在，只会对患者进行内科方面的治疗。

A先生出现了精神难以集中和困倦等精神方面的症状，因

此在严格意义上，他并不能被诊断为隐匿性抑郁症。不过，A
先生没有发现自己出现精神方面的问题，这一点与隐匿性抑郁
症患者有相似之处。

出现身体上的症状是内心在"呼救"

如图 3 所示，头脑对内心和身体进行"独裁统治"，它会关
闭自己与内心之间的"盖子"。于是，内心发出的"求救信号"
都无法传达给头脑。也就是说，头脑在没有意识到内心的"求
救信号"的情况下，就已经自动将其驳回了。

"求救信号"不会被头脑接收，那么内心就会采取其他措
施，即要求自己的"同盟"（身体）进行协助，通过身体表现出

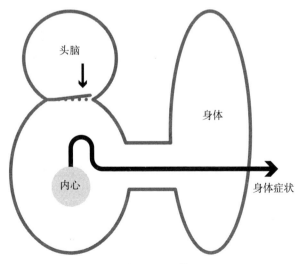

图 3　内心发出的"求救信号"无法传达给头脑

某些症状来告知头脑自己处于危机之下。用专业术语来说，这些身体上的症状名为"躯体化症状"。

破解躯体化症状的"密码"

其实，人在抑郁时出现的各种躯体化症状都是内心发出的"求救信号"。这些症状如果毫无规律，就无法实现"求救"的目的。因此，这些症状一定会以包含某种具体的"求救信号"的形式出现。

然而，"求救信号"中的信息已被所谓的"身体语言"加密。为了正确地理解它们，我们必须进行解密。大家或许觉得这有些困难，其实只要掌握了窍门，任何人都能在一定程度上完成解密。

直截了当地说，这种密码是用隐喻的方式加密的。也就是说，只要将躯体化症状视为一种隐喻，就能发现其中包含的信息。

就算这样解释，大家或许依然一头雾水。用更加简单的方式来解释的话，就是躯体化症状是为了实现内心的某种目的而表现出来的，其中一定蕴含着某种逻辑。基于此，解读内心以躯体化症状传达出的信息就不再是非常困难的事情了。

以 A 先生的情况为例，他先出现的是各种妨碍工作的症状，如判断力下降、行动缓慢等。可是，A 先生并没有将这些症状理解为"求救信号"。于是，某天早晨身体终于决定动用"武力"阻止他出门——让他无法动弹。实际上，这些症状包含的信息可以理解为内心在呐喊："我希望你不要再通过透支身体来工作了！"

不要将自己逼到患上抑郁症的境地

每个人都背负着各种各样的压力，为了避免将自己逼到患上抑郁症的境地，一定要尽早察觉身体的不适症状，注意接收内心发出的"求救信号"。

不要将身体的不适症状当成一件麻烦事，而要想一想身体在说什么，然后以此为线索，倾听自己内心的声音。只要坚持倾听自己的心声，头脑和内心之间的"盖子"就会逐渐打开，身心才能更加和谐。这种心态非常重要，它不仅能让我们远离抑郁症，还能让我们充满活力、做回自己，以自然的状态享受生活。

反复迟到、无故缺勤是因为缺乏责任感吗？

无法控制的迟到

"迟到是懈怠的表现。你应该提高责任感，做好自我管理。"

某月，行政人员K小姐上班迟到的天数多达一半以上，领导终于决定对她进行提醒。K小姐自己也下定决心改正，可是仍然陷入了束手无策的状态，不知如何是好。

"明天绝对不能迟到。"

在每晚睡觉前，K小姐都会这样坚定地提醒自己，然而到了第二天早晨，她却会不由自主地关掉闹钟，继续昏睡过去。等再次醒来时，时间已经过去很久，她再怎么努力也不可能按时到达公司。

以前，K小姐绝对不是没有时间观念的人，更不是所谓的"迟到大王"。相反，她具有极强的责任感，做起事来一丝不苟。

可是从上个月起，她先是偶尔迟到，后来迟到的频率逐渐升高。这个月，她迟到的情况变得越来越严重。

从反复迟到发展为无故缺勤

在被领导提醒之前，K小姐已经陷入了极度的自我厌恶中。她想："大家都能轻松做到的事情，我却做不到，我不配做这个社会中的一员。我是一个懦弱的人，只会给大家添麻烦。"

　　她这样不断地进行深刻的自我反省，只会使自己丧失自信，增加对自己的厌恶，迟到的情况完全没有得到改善。

　　某天，K小姐在异常安静的气氛中醒来，睁开眼睛看了一眼时间。

　　"啊？怎么会……"

　　现在早已过了上班时间，她就算现在立刻出门，等赶到公司时也已经是午休时间了。

　　K小姐想："我才刚被领导提醒过，就又迟到这么久，已经无颜面对领导了，同事们也会对我投来冰冷的目光。现在，我就算装病请假，也已经来不及了。啊，怎么办……"

　　在K小姐发愁的过程中，她的头脑越来越混乱。她既做不到起床去公司上班，也做不到给领导打电话说明情况，只想破罐子破摔，恨不得让自己凭空消失。于是，她虽然明白自己莽撞的行为完全无法解决问题，但还是选择继续躺在被窝里。

　　就这样，K小姐无故缺勤了。

迟到与抑郁症的关系

　　我要先说明一点，迟到绝对不是只有抑郁症患者才会出现的情况。长期习惯性迟到的人并不罕见，当人患有强迫症等其他疾病时，迟到也是很常见的行为。

　　可是，如果一个人以前比较守时，在某个时期却突然频繁迟到，甚至无故缺勤，那么这个人很有可能出现了抑郁等精神问题。

以K小姐为例，她的状态从这个角度来看已经需要引起重视了。在这种情况下，领导对她的提醒，如不要懈怠、做好自我管理等，不仅完全不起作用，甚至会产生相反的效果。

迟到的"原理"

那么，请大家仔细想一想K小姐为什么会出现迟到的情况。

这是因为，头脑关闭了与内心和身体连接的"盖子"。睡觉相当于头脑在休息；当闹钟响起时，在半梦半醒、意识模糊的状态下，头脑会认为"就算现在关掉闹钟，5分钟后也一定能自然醒来"。

然而，内心只会遵循自己的想法，完全不在乎头脑要考虑的责任和义务，它会认为"既然还困，那就继续睡下去"。身体和内心是"同盟"，因此人只要关上闹钟、闭上眼睛，就绝对不会发生在5分钟后自然醒来的奇迹。

头脑关闭了自己与内心之间的"盖子"，因此听不见内心发出的坦率的声音，这导致事物在头脑中只是头脑擅自设定好的样子。也就是说，在头脑中，"应该按时起床"的想法会被"一定能按时起床"的想法所取代，这其实是一种错误。

此外，在刚睡醒时头脑处于不清醒的状态，因此它无法顺利地用意志力强行控制内心和身体。于是，想继续睡觉的内心在此时更加容易获得胜利。

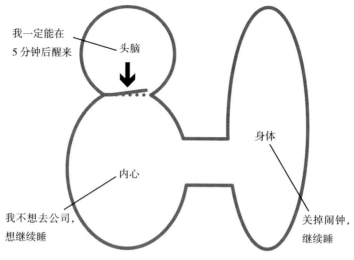

图 4　头脑的观点和内心的想法产生分歧

迟到是因为缺乏责任感吗？

　　由于 K 小姐总是迟到，领导批评她缺乏责任感，让她做好自我管理。可是，K 小姐无论多么努力，都还是会反复迟到。最终，她开始讨厌自己，陷入自我厌恶的恶性循环。

　　现在，请大家试着用"应有的自己"和"实际的自己"这两个概念，来理解一下 K 小姐的心理状态。

　　陷入总是迟到这一困境的人在认知自我的过程中专注于"应有的自己"，而非"实际的自己"。对他们说"你应该做好自我管理"或"你不能缺乏责任感"，只会增加他们的头脑对"应有的自己"的关注，从而起到反作用。

对内心和身体抱有歉意

将时间轴拨回过去，大家就会发现迟到是一个非常新的概念。当人类被钟表这样一个反自然的、机械性的物体束缚住时，迟到这个概念才出现。

遵循自然的内心和身体认为，时间完全不受季节、气候和人体状况等因素的影响，只是机械地前进，因此按时起床是一件极其不自然的事情，这并不是它们希望做的。然而，内心和身体一直处于已经完成社会化的头脑的"独裁统治"下，只能不情不愿地完成起床的指令。

"应有的自己"是人们在遵循现代社会的规则时，为了"假装成为社会的一员"而期望被他人看到的样子；而"实际的自己"要做出很大的努力，才能勉强迎合"应有的自己"。只有意识到这一点，人们才能在一定程度上摆脱以头脑为中心的状态，从自我管理和自我控制中获得一些自由。因此，大家一定要对内心和身体抱有歉意，告诉它们："因为我生在这样的时代，所以总是强迫你们做不自然的事情，真是对不起。"

能出去玩，却不能上班是真的患有抑郁症吗？

患有抑郁症，却能出去玩？

在出版社工作的 E 小姐，半年前由于患上抑郁症开始休假。

当时，E 小姐正式地提出了休假，她拿出医生的诊断书，上面写着"该患者因患抑郁症需要在家疗养"。可是，她的领导 T 先生却一直怀疑 E 小姐是否真的患有抑郁症。

以前，一旦即将进入忙碌的工作时期，E 小姐就一定会以身体不适为由请假，这种情况反复出现了很多次，身为领导的 T 先生为此相当烦恼。

E 小姐的这种情况逐年严重，部门的其他员工对此议论纷纷。"她真的身体不适吗？她好像玩得很开心！""她是在装病吧？听说她还去旅行了！""她就是不想辛苦地工作吧？"后来，E 小姐终于在半年前开始正式休假。

大家对此又议论不止。

"她肯定是不想做辛苦的工作。"

"她是不是得了最近大家常说的'假性抑郁'？"

"啊，她应该是在装病啦！我听说，她明明请假休养，却还会去旅行，玩得可开心了。"

"嗯？真的吗？那她绝对没有得抑郁症！我的婶婶之前得过抑郁症，我很清楚得了抑郁症的人会行动困难，他们只要出门就会特别难受。"

大家的话也传到了T先生的耳中。

T先生感到非常疑惑，抑郁症究竟有什么症状？他开始关注抑郁症的相关书籍和电视节目，却总觉得里面提到的情况与E小姐的情况有差别，他无法做出判断。

抑郁症的定义不断变化

我想，像T先生这样对抑郁症的定义似懂非懂的人绝对不在少数。

近几年来，抑郁症的定义不断变化，令人眼花缭乱，就连在临床工作的我都感到相当困惑。因此，对普通人来说，抑郁症恐怕更加难以理解。

那么，E小姐究竟是否真的患有抑郁症呢？在思考这个问题之前，我必须先为大家介绍一些专业知识。

诊断方法不断变化

传统的日本精神医学是以效仿德国精神医学的诊断学为基础进行诊断和治疗的。通常，抑郁症主要指"内源性抑郁症"，又称"典型抑郁症""传统抑郁症"。出现狂躁状态的内源性抑郁症即为"躁郁症"。

由神经症引起的抑郁症会被诊断为另一种疾病，即"抑郁性神经症"（神经症性抑郁），以区别于内源性抑郁症。这是因为，二者的症状从严重程度、性质到病程都不同，最关键的是治疗方法差别很大。

此外，当陷入抑郁状态成为其他疾病的症状之一时，患者绝对不会被诊断出抑郁症，而会被诊断出可能引发抑郁的相关疾病。

然而，美国精神医学会的《精神障碍诊断与统计手册》和世界卫生组织的《国际疾病分类》一经问世，就瞬间成了主流的诊断标准。

这些诊断标准只关注表面症状，却不深究其原因，被称为"操作性诊断标准"。

与身体疾病不同，精神疾病无法根据肉眼所见的症状进行诊断，于是这里存在一个巨大的问题——每个医生在学术上或哲学上的见解不同，做出的诊断也不同。这就导致医疗信息在共享和统计上存在各种各样的不便，于是操作性诊断标准应运而生。只需将既定手册中的诊断标准与症状进行对应，任何人都能客观地做出具有普遍性的诊断。

只凭表面症状做出诊断导致的问题

用诊断身体疾病的情况来类比，操作性诊断标准的弊端显而易见。

例如，患者无论是由于感冒、肺结核还是肺癌而出现咳嗽症状，都被诊断为咳嗽。在这种情况下，如果因为诊断名称相同而对患者采用相同的治疗方法，就会出大问题。因此，操作性诊断方法与传统的诊断方法要加以区别，尽量避免使用"××病"的说法，多使用"××障碍"的说法。

当然，操作性诊断标准会根据症状在性质、持续时间、反复程度等方面的差别进行细致分类，尽量避免出现上文提到的极端情况。尽管如此，它依然不够完善，尚存在很多问题，每隔几年就要被修改、升级，可以说它是具有过渡性的诊断标准。

因此，医生在临床上判断应该使用何种治疗方法时，依然会借鉴历史悠久的传统诊断学的思路。

抑郁症的诊断范围有扩大的趋势

如今，操作性诊断标准已经成为主流。只要患者的抑郁状态、抑郁情绪达到一定程度，即使他们存在各种各样的差异，医生都会将患者诊断为抑郁症。也就是说，抑郁症的诊断范围有扩大的趋势。这导致人们对抑郁症产生误解。普通人在听到抑郁症时，一定会认为这指的都是一种名为抑郁症的疾病。

其实，可能被医生诊断为抑郁症的情况大致包括以下几种。虽然下面的分类有些专业，但是请允许我为大家列举。

• 内源性抑郁症（典型抑郁症、传统抑郁症）

• 躁郁症（双相情感障碍）

• 非典型抑郁症

- 人格障碍（包括自恋型、边缘型、回避型等）
- 神经症（包括抑郁性神经症、焦虑性神经症、强迫性神经症等）
- 进食障碍（包括神经性贪食症、神经性厌食症）
- 适应障碍
- 心境恶劣
- 轻度抑郁症

在这里，我不会详细地介绍以上每种病症。不过，我要告诉大家的是抗抑郁药物对上述一部分病症疗效明显，对另一部分则完全无效，甚至可能导致病情恶化。对有些抑郁症患者来说，精神疗法和心理咨询是很重要的治疗方法，而对有些患者来说，调整环境是不可或缺的。有些抑郁症患者可以通过休养补充能量，有些患者就算休息再久也解决不了任何问题。

总之，如今会被诊断为抑郁症情况是多种多样的。

存在"假性抑郁"吗？

请大家回想一下前文提到的 E 小姐。她真的是患有"假性抑郁"，或者是在装病吗？

虽然我无法断言发生这种情况的可能性为零，但至少我从来没有遇到过类似的患者。即使真的有自称患"假性抑郁"的人来就诊，医生只要仔细观察，就很可能发现问题。

根据 E 小姐的情况推测，她所患的抑郁症比较接近抑郁性神经症、非典型抑郁症、适应障碍、人格障碍等。

在这种情况下，患者通常不会像内源性抑郁症患者那样完全无法行动，而通常会在职场等特定环境下产生抑郁情绪等抗拒反应。也就是说，他们对某种环境会产生类似过敏的反应。因此，患者能出去玩，却不能上班是非常有可能出现的情况。

然而，如果医生只是简单地做出诊断，导致患者胡乱服药或盲目接受疗养中心的治疗，患者的病情将很难好转。面对这种患者，医生必须通过精神疗法找出患者对职场产生抗拒反应的原因，从而帮助患者认识到今后应该如何改变、如何前进，并在此基础上判断回归原来的工作岗位究竟是不是合适的选择。

对E小姐所患的抑郁症，我将在下一节中继续深入讲解。

因为患抑郁症在家休假，为什么还能出去玩？

现在，让我们将视角转移到 E 小姐身上，来观察、思考她究竟经历了什么。

被小小的挫折打击

E 小姐从某所著名私立大学毕业后，进入了向往已久的出版社工作。一开始，她动力十足地学习工作内容，每天努力工作，就算加班也毫无怨言。她能很好地处理部门内部的人际关系，也能踏踏实实地完成分配的工作。她认真工作的样子得到了领导 T 先生的高度认可，T 先生觉得这个新人非常不错。

然而，E 小姐却从 3 年前开始感到身体不适，起因是 T 先生对她的某份策划方案提出了一些意见。

"我明白你的情怀，可是我认为这个策划方案有些偏离实际。从理想主义的角度来看，你说得没错，不过公司需要的是更加容易被大众接受的内容。"

在做这份策划方案时，E 小姐非常投入，也很有自信。虽然她在理性上明白 T 先生的意思，但是在感性上却总觉得自己的策划方案遭到了否定。

"好的！我明白了，对不起，我会继续推敲。"

E 小姐带着和平时一样的笑容勉强支撑着自己，可是在工作结束后，她回到独自居住的房子，突然觉得格外空虚。等回过神来时，她发现自己明明不饿，却已经把之前买来的膨化食品和速食食品都吃完了。她觉得自己在吃的时候仿佛被什么东西附身一样，没有任何情绪。

此时，E小姐看着散乱的垃圾，陷入了强烈的自我厌恶中。她想："我究竟在做什么？我真是一个没用的人。"就是从那时起，E小姐养成了暴食的习惯。

从自我否定到丧失自信，身体也出现"异变"

E小姐对工作充满希望，她无法接受付出努力却不一定能得到好评这样的现实。在学生时代，E小姐的努力总能换来正面的评价。

"你是不是太认真了？做策划方案的时候最好放松一些。"T先生曾经对E小姐提出这样的建议。可是，E小姐并不明白领导的意思。她从小就被灌输做事必须认真努力的思想，如今却出现了问题，这让E小姐觉得内心非常混乱。逐渐地，E小姐越来越无所适从。

在那段时间里，E小姐在公司经常会出现强烈的头痛、恶心、头晕和腹痛等症状，她开始害怕上班这件事，请假次数越来越多。这些症状在反复出现的过程中逐渐加重，她的请假时间越来越长。

可是，她完全没有意识到，这些身体上的不适症状是精神问题引起的。

"我明明知道这份工作很重要，必须好好表现，为什么身体却总是出现问题呢？"E小姐感到束手无策。

她在内科、妇科等多个科室接受了各种各样的检查，却没有发现身体指标存在任何异常。医生总是千篇一律地告诉她，这些症状是压力引起的。然而，就算医生再怎么说这些症状是压力引起的，E小姐还是搞不懂自己究竟是怎么了。

最终，经过朋友不断劝说，E小姐不情不愿地前往精神科就诊，结果被告知有患抑郁症的可能，这让E小姐大吃一惊。

每天都在责备无所事事的自己

"你患有抑郁症，请按时服用抗抑郁药物，在家专心疗养。"

按照医嘱，E小姐向公司提交了诊断证明，开始长期休假。总之，既然医生说了要好好休息，那么她就尽可能地让自己每天什么都不做。

可是，无论怎么休息，E小姐都依然只会责备无所事事的自己，情绪完全没有得到平复。相反，因为无事可做，她的脑子里全都是消极的事情。

除此之外，她逐渐过上了日夜颠倒的生活，总是清晨入睡、傍晚起床，这让她更加厌恶自己。虽然医生说她应该过规律的生活，但是她就算吃了医生开的安眠药，也无法在夜晚顺利入睡。更加糟糕的是，E小姐的暴食行为不仅没有减少，反而更加频繁。

此时，E小姐觉得自己就算继续在家疗养，状况也不会得到改善，于是她开始尝试自己搜索各种信息。

她发现，人格障碍、新型抑郁症和非典型抑郁症等疾病的症状似乎与自己的症状接近，于是她果断地决定接受精神治疗。

在接受精神治疗后，E小姐逐渐发现自己存在以下问题。

她总是过于在意他人的评价，认为一旦努力没有带来好的结果，自己就是没有价值的人。与此同时，她虽然感到非常沮丧，但依然会投入巨大的精力让自己表现出充满活力的样子。因为这些行为习惯和思考方式已经彻底内化，所以她无法听到内心的悲鸣，这才导致身体出现各种不适症状。

扮演"好孩子"的反作用

E小姐从小就经常观察周围人的脸色，努力扮演"好孩子"。通过努力得到他人的认可，对她来说是最重要的事情。

从小时候开始，她就对人际关系非常敏感，觉得父母之所以总是看起来不开心，是因为自己是一个"坏孩子"。在小学高年级时，她还在学校里受到过霸凌。她觉得既然连自己都特别讨厌自己，那么自己被别人欺负也是理所当然的，于是她就算难过也会忍气吞声，甚至没有告诉父母自己被霸凌的事情。

她认为自己是没有价值的人，因此必须付出比别人多一倍的努力并得到好的成果，否则绝对不会有人喜欢自己，自己甚至会失去活着的资格。

E小姐觉得无所事事的日子是不好的，她最不擅长的就是花时间取悦自己。对E小姐来说，时间必须用来做成某件事情，必须过得有意义。

从自我否定中解放，让内心得到休息

因为E小姐是这样的性格，所以她觉得在家疗养时什么都不做是偷懒的行为。她总是想："我不是真的有病，我只是想偷懒，我是一个没用的人。"而且，她觉得同事一定也会认为她是一个懒散的人，因此她非常焦急，总想尽早回去工作。

可是，E小姐在治疗过程中发现，"我是一个懒散的人"这种想法是盘踞在她内心深处的自我否定的产物。于是，她逐渐能让自己进行真正的休息，也就是让内心得到休息。

在此之后，以前无论睡多久都摆脱不了的疲劳和倦怠逐渐消失，她发现自己的身体里充满能量。于是，在医生建议她尝试出门玩一玩时，E小姐决定接受这项挑战。

能出去玩是病情改善的证明

之前，E小姐总是听从头脑的命令，想着应该做什么、不应该做什么，生活并不自由。最终，她再也听不到内心的声音，不再知道自己想做什么、不想做什么。

在这种情况下，她应该试着倾听内心发出的声音，并意识到头脑中的陈旧观念，如"出去玩是不好的"，会阻碍内心发出声音。接下来，精神治疗就会帮助她屏蔽头脑的负面影响，跟随内心来行动。

因此，对E小姐这样的患者来说，能出去玩是病情大幅改善的证明。这一点同样适用于内源性抑郁症患者，在治疗过程的后半段，"玩"确实会变得很重要。

根据我的经验，如果患者在思维方式没有彻底转变前就匆忙地回归社会，那么抑郁症迅速复发的概率将非常高。

心灵小课堂: 容易患抑郁症的人
——关于病前性格

做事追求准确与周密的人风险高

导致抑郁的重要原因之一,是某些与生俱来的性格。从专业角度来说,容易引发疾病的性格被称为"病前性格"。

自古以来,关于内源性抑郁症和躁郁症的病前性格的讨论一直很激烈。其中,具有代表性的病前性格为"忧郁亲和型性格"和"执着气质"。

忧郁亲和型性格在 1961 年由德国精神病理学家特伦巴赫提出,具有以下特征。

☆追求工作的准确性

☆做事周密

☆勤勉

◆有良心

◆责任感强

◆在人际关系中回避冲突,会尽力满足他人

这些特征有一个共同点,就是重视秩序。综合来看,以上特征大致可以分为两类:第一类与工作有关,是重视工作秩序;第二类与道德、责任和人际关系有关,是重视社会秩序。在以上特征中,前 3 个带"☆"的属于第一类,后 3 个带"◆"的属于第二类。

工作秩序的对象是工作,人们只要付出充足的时间和劳动,或许就能达到较高的工作要求。可是，在完成工作时，人们很可能受到来自外界的制约，如截止时间的限制、工作量的要求等。

此外，忧郁亲和型性格的人做任何事情都追求准确、周密，因此他们的实际工作量会比分配到的多好几倍。

由于负担过重，忧郁亲和型性格的人最终可能难以完成任务。此时，内心和身体再也受不了头脑的过分要求，从而"踩下刹车"，人就进入了抑郁状态。

责任感强、回避冲突的人容易掉入的陷阱

下面，我们来讨论一下重视社会秩序的情况。

有些人具有极强的责任感，认为工作应该踏实完成，因此他们不允许自己发生疏忽或超过截止日期才完成工作。即使工作量太大，他们也不会提出异议，只会严格地鞭策自己，就算减少睡眠时间也要完成工作。可是，每天都只有 24 小时，人的体力和精力也必然有限，一旦超过极限，无论如何都会导致工作出现问题。

有些人倾向于在人际关系中回避冲突，他们会尽力去避免冲突的发生。然而，既然人际关系中存在多个对象，就一定会有出现矛盾的时候。当某一方提出不合理的要求或表现出恶意时，无论另一方多么努力地想回避冲突，这段关系都无法继续维持下去。最终，想回避冲突的一方很可能遭到背叛或受到伤害。可是，此时他们内心涌起的愤怒和怨恨等情绪却会被头脑驳回，因为头脑认为人应该善良。于是，无处纾解的情感就会导致内心和身体一起"罢工"，人就会进入抑郁状态。

在病前性格中，还有一个被称为执着气质的著名概念，它是精神病理学家下田光造先生在 1950 年提出的。下田光造先生将执着气质视为躁狂症患者的病前性格，它的特征是热衷于某件事情、绝不言弃、一本正经、认真、有责任感。除了热衷于某件事情（对某件事情的热情会持续很久）之外，执着气质的其他特征几乎全都与忧郁亲和型性格的特征重合。这两种性格的人通常都是受到集体重视的模范学生或模范员工。

容易患上"能出去玩，却不能上班"的新型抑郁症的人

近年来，看起来像是在偷懒的新型抑郁症患者数量剧增。那么，这种类型的抑郁症患者在性格上有什么共同特点呢？

非典型抑郁症、神经症、人格障碍、适应障碍等大多是新出现的被归为抑郁症的疾病。每种疾病患者的性格各有不同，不过在一些基础的特征上有共同之处，如对人际关系比较敏感、过度在意他人的看法、自我评价过低、缺乏自爱等。

容易患上新型抑郁症的人内心深处比较敏感、容易受伤、过度在意他人的看法，这种性格有时能促使人创造出情感丰富的作品，有时也能促使人付出超乎寻常的努力。不过，这种性格的人只要遇到微小的失败，就会产生挫折感，而且容易受到人际关系的负面影响，性格过于敏感。此外，这种性格在一定程度上混合了内源性抑郁症患者的病前性格。

性格是一辈子都无法改变的吗？

遗憾的是，许多专家都倾向于认为性格是一辈子都无法改变的。不过，我认为这是完全错误的观点。

只要深挖性格这个概念就会发现，它主要涉及两个因素。

每个人都拥有与生俱来的天资，这是一辈子都无法改变的、先天决定的东西。可是，天资不过是性格的"素材"，性格会因为生活环境和个人经历出现变化。也就是说，后天因素以天资为"素材"，塑造出了人的性格。

我们已知某些性格因素是抑郁症产生的重要土壤。如果性格是无法改变的，那么摆脱压力因素、用药物控制症状自然就成了首选的治疗方法。实际上，这种治疗方法已经被广泛接受，且应用甚广。

不过，医生如果能意识到从改变性格入手并非不可能的事情，就很可能找到更加有效的治疗方法。

长处和短处都源自同一种天资

人无法改变与生俱来的天资，也没有必要改变。天资只是性格的"素材"，而"素材"并无好坏之分。其实，问题总是出在后天因素带来的影响上。

记住，长处和短处只是同一种天资的不同表现形式而已。这个世界上有多少人，就有多少种天资。如果能让天资以正面的形式表现出来，它就会成为长处；如果对天资进行错误的评价、草率的处理，它就会表现为短处。

日本运动员山下泰裕曾在 1984 年的洛杉矶奥运会中获得无差别级柔道金牌，然而他在小时候总是和别人打架，自己都拿自己没办法。在开始练习柔道后，他获得了精神上的稳定，最终登上了世界第一的宝座。这个故事刚好能说明，长处和短处都源自同一种天资。

因此，医生不要笼统地看待患者的性格，重要的是仔细分辨出哪些部分属于与生俱来的天资，哪些部分是后天因素造成的。

这些后天因素包括可能阻碍自爱、造成神经性问题的经历。医生要小心地处理这些经历，通过找出患者的认知误区及未经"消化"就放进心里的情感，解开患者一直延续至今的"内心诅咒"。除此之外，医生要引导、支持患者，帮助他们找到前进的方向，让他们的天资以最令人满意的形式发挥出来。

虽然某些性格因素是抑郁症诞生的土壤，但是按照以上所述，性格是有可能发生改变的。医生如果忽略如此重要的工作，只针对表面症状进行治疗，就相当于留下了抑郁症的病根，患者一定会有复发的风险。

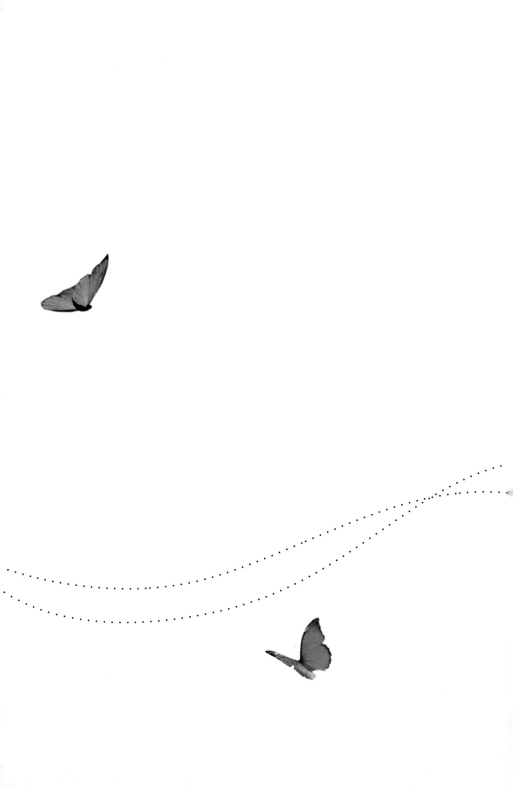

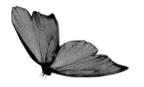

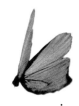

第 2 章

我的抑郁症是不是恶化了？

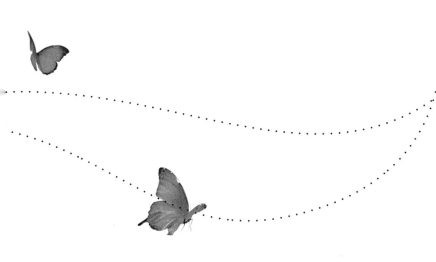

焦躁是抑郁症恶化的征兆吗?

难以控制的焦躁

"真是的,要遵守交通规则啊!"

最近,N先生总是神经紧张,在早晨上班的路上会格外在意别人的行为,很容易不管不顾地和别人吵起来,他特别担心自己的状态。

N先生曾经因为患抑郁症而停职疗养。在1年前,他开始一边接受治疗,一边继续工作。如今,他已经基本痊愈。

然而在职场上,他却逐渐开始出现紧张、焦虑的情绪。面对把工作都推给他的同事、把工作都抛给下属的领导,他感到极其烦躁。最近,他甚至压抑不住自己的情绪,偶尔会高声反抗。

身边的人都开始用奇怪的眼光看N先生,N先生自己也能感觉到这种变化。可是,无论如何努力,他都控制不住自己。N先生认为控制不住情绪的自己是最糟糕的人,于是逐渐陷入自我厌恶中。

"感觉自己的状态又要变差了……"N先生想。

N先生最近总是睡不好觉,因此他非常担心自己的抑郁症是不是恶化了。

为什么会焦躁?

像N先生这样容易焦躁的抑郁症患者并不罕见。

在治疗过程中，当患者提到最近容易焦躁时，医生很可能将其理解为病情恶化的征兆，因为焦躁是冲动性亢奋、情绪不稳定的表现。

不过，医生对这种状态的理解不同，患者病情的发展就可能完全不同。因此，我认为如何理解焦躁情绪对治疗而言非常重要。

请大家观察图 5，并思考什么是情绪。

我将图 5 命名为"情绪井"，它是第 1 章中的图 1（参见第 3 页）的延伸。

负责理性思考的头脑关闭了自己与内心之间的"盖子"，试图控制情绪。大多数现代人都处于"盖子"长期关闭的状态，被抑制的、无法释放的情绪会按照怒、哀、喜、乐的顺序"堆"在心里。

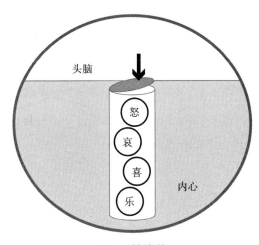

图 5　情绪井

虽然俗话说的是"喜怒哀乐",但是在观察过大量临床病例后,我认为这四者真正的顺序与人们常说的并不一致。

压抑愤怒的坏处

怒、哀、喜、乐的顺序在情绪研究领域中是非常重要的问题。前两种情绪,即怒和哀,通常会被当成负面情绪。因为排在首位的是怒,所以当内心试图反抗头脑的控制时,人们最先出现的情绪就是愤怒。当愤怒想冲破"盖子"的时候,人们就会进入焦躁的状态。对人们来说,这种焦躁就像火山喷发前的地震一样。

因此,如果将焦躁当成病情恶化的征兆,一味朝着加强情绪控制的方向进行治疗,那么即将打开的"盖子"就会被再次关闭。也就是说,内心长出的萌芽会被无情扼杀。

然而,按照常识来说,在大部分场合中,愤怒都是需要被压抑的情绪,随意地向身边的人发泄愤怒很可能造成不必要的争执。因此,若想顺利度过情绪释放的初期,患者必须掌握某种窍门。

正面情绪为什么不能长久存在?

人们之所以要压抑愤怒,主要是因为愤怒被认为是负面情绪,而且会影响人际关系。可是,正如图5(参见第41页)所示,如果负面情绪被压抑,没有得到释放,那么正面情绪就无法展露出来，这就是正面情绪无法长久存在的原因。

　　我认为，将情绪分为正面情绪和负面情绪的二元论存在本质的问题。头脑像电脑一样工作——电脑以二进制为基础进行计算，而头脑将基于二元论的判断作为思考的基础。因此，头脑倾向于简单地对情绪进行二元分类。

　　愤怒不应该被贴上负面的标签，也不应该受到歧视。面对不合理的事情、不讲理的人或伤害到自己的事物，内心最先出现的情绪就是愤怒。纵观人类的历史，具有革命性的尝试大多是从对旧事物的愤怒中产生的。愤怒会促使人打破闭塞状态，获得极具创造性的能量。

　　当然，社会上常见的愤怒大多是为了满足私欲而产生的不成熟的愤怒，以及在体内长期积攒的最终迁怒于别人的愤怒。不过，如果因为这些愤怒的存在而将愤怒当成负面情绪，就会导致愤怒的重要意义被忽视，无法让愤怒的正面作用发挥出来。

如何与愤怒相处？

　　当愤怒最初出现时，它是一种新鲜、合理的情绪。可是，如果养成压抑愤怒的习惯，让愤怒在体内积攒、腐烂，压力就会随着愤怒的积攒越来越大。最终，人们会因为一点儿小事就在不恰当的场合情绪爆发。此后，人们通常会后悔万分，于是进一步盖紧头脑和内心之间的"盖子"，再次营造出容易积攒愤怒的环境，从而陷入愤怒的恶性循环。如果处理愤怒的方式不恰当，不仅是抑郁症患者，其他人也会陷入愤怒的恶性循环。

在酒精的作用下，"盖子"很可能松开，于是早已腐烂的愤怒爆发出来，人就会开始耍酒疯；在亲密关系中，因长期积攒的愤怒失控而爆发的问题会表现为家庭暴力。

要想摆脱这种恶性循环，重要的不是继续压抑愤怒，而是接纳愤怒、处理愤怒。不过，接纳愤怒和随意发泄愤怒是不同的。接纳愤怒是让头脑承认内心出现的愤怒，并产生共鸣。至于是否要将愤怒表达出来，这就是另一个层面的问题了，要考虑对他人和社会的影响。

不过，在处理积攒已久的愤怒时，确实可能顾不上考虑各种影响就情绪爆发。因此，很多患者都需要医生的帮助。

尝试记录内心发泄笔记

我经常建议患者做一件力所能及的事情，那就是记录内心发泄笔记。

这本笔记绝对不会被任何人看到，患者可以毫无顾忌地写下任何咒骂的话语，想写几页就写几页，一直写到心情舒畅为止。当然，这并不是日记，因此在不想写的时候不需要勉强自己去写。患者只要养成在烦闷、焦躁的时候独自记录内心发泄笔记的习惯即可。

在没有负担、随心所欲地记录生活时，过去没有处理妥当的情绪就会像藤蔓一样逐渐爬上心头。患者会发现，自己的内心深处积攒了各种各样的情绪。记录内心发泄笔记是与自己对话的过程，也是自我分析的过程。

记录笔记这个行为需要掌管语言的头脑进行协助，而头脑不允许人们展露情绪，因此通过文字发泄情绪并非想象中的那么容易。不过，只要坚持记录内心发泄笔记，内心和头脑之间的"盖子"就会慢慢开启。在此基础上，内心和头脑才能逐渐建立合作关系。

不靠蛮力压抑愤怒，而用接受自己的方式解决情绪问题，才能让头脑和内心的关系发生本质的变化。而且，这种方式能推翻头脑对内心和身体的"独裁统治"，让抒发情绪不再与理性思考相矛盾，这会让自己变得更加轻松且充满活力。

如果能通过改变对愤怒的看法，找到处理愤怒的正确方式，那么总是被当成负面情绪的愤怒和焦躁也可以使人拥有喷气式发动机那样强劲的力量，发挥出向前推进人生的重要作用。

失眠是怎么回事?

——总是睡不着。

——即使睡着,睡眠也很浅,无法消除疲劳。

——越想睡着,反而越睡不着。

不仅是处于抑郁状态的人,精神紊乱的人也会出现失眠,这种情况在现代人中极其常见。针对失眠,治疗方法大多是在服用针对抑郁症等原有疾病的药物的基础上,结合失眠的类型,配合服用安眠药,这属于对症疗法。

可是,如果失眠的程度非常严重,就算服用多种强效安眠药,也会存在"状态好的时候能睡着,状态不好的时候就算吃了药也睡不着"的问题。如果为了睡着而增加药量,他们就会感到长时间的困倦和乏力,第二天什么事情都做不好。

我希望大家思考一下使用药物疗法可能忽略的要点,即应该如何看待失眠,以及失眠能传达出什么信息。

什么是失眠?

那么,失眠究竟是怎么回事?

失眠是"想睡却睡不着"和"应该睡却睡不着"的省略说法。

现在,请大家回看第1章中的图1和图2(参见第3页和第6页)。

　　头脑的特点是喜欢使用"必须"和"应该"等话语体系，也就是应该做什么、不能做什么等。同时，内心喜欢使用的话语体系是"想要"和"喜欢"等，也就是想做什么、不想做什么等。内心和身体没有矛盾，是"同盟"，而头脑负责理性思考，总是试图控制内心和身体，这就很容易形成单方面的"独裁统治"，从而使头脑与内心之间的"盖子"被关闭。在"盖子"被关闭后，人体内部就形成了头脑对抗内心和身体的状态，即头脑与内心和身体呈对立状态。

　　从这个角度思考，我们就可以将"应该睡（头脑）却睡不着（身体）"的状态理解为"盖子"在关闭时的状态。不过从内心、身体、头脑三者的关系来看，"想睡（内心）却睡不着（身体）"的情况应该是不可能发生的。那么，这种情况又是怎么回事呢？

睡眠是内心和身体的事情，不能被头脑命令

　　将"想睡却睡不着"当成头脑伪装出来的结果，大家就容易理解了。也就是说，头脑通过改变表达方式，将"应该睡"伪装成了"想睡"。其实，头脑经常进行类似的伪装，例如将"应该上学"伪装成"想上学"，将"应该上班"伪装成"想上班"。

　　伪装这个词听起来或许有些夸张，如果用其他的表达方式来形容，那就是头脑无视内心和身体的声音，单方面地创造出

了不真实的"想做的事"。

虽然这听起来比较复杂，但是大家思考一下就会发现，"想睡却睡不着"的真正含义反而是"应该睡却睡不着"。

也就是说，睡不着这种状态可以理解成头脑向内心和身体发出快速睡着的命令，而内心和身体出于反抗拒绝睡觉，于是它们与头脑呈现出对立状态。

为什么内心和身体会用拒绝睡觉的方式反抗头脑？

内心和身体用拒绝睡觉的方式反抗头脑，存在两个原因。

第一个原因，睡眠是内心和身体自然而然进行的行为，不受头脑的控制。在某种意义上，自然界中的其他动物只有内心和身体，没有头脑，睡眠作为它们的自然需求，会毫无障碍地得到满足。因此，在内心和身体看来，头脑试图控制睡眠的行为属于"越权"行为，反抗是理所当然的。

现代人的各种行为都被一成不变的时钟控制着。无论季节如何，无论天气如何，无论身体状况和心情如何，现代人都必须在固定的时间起床、上班，头脑据此算出了自己应该睡觉的时间。只要老老实实地执行时间表中的计划，人们就会得到"规律生活"的奖励。

作为每时每刻都在发生变化的动物，我们每天需要的睡眠时间不同，犯困的时间也不同，这都是极其正常的事情，然而现代人通常认为睡眠不规律属于异常情况。而且遗憾的是，人们一般会直接将处于抑郁状态的人常有的昼夜颠倒的状态视为疾病症状，而不对其进行深入研究。

18 世纪，法国思想家卢梭创作出《爱弥儿》，如今它依然被视为教育学的经典著作，其中有以下内容。

> 　　过分严格地规定饮食和睡眠，将使他们觉得每隔一定的时间之后，就必须进那样多的食和睡那样多的觉，以致不久以后，他们之所以想吃想睡，就不是因为有所需要，而是由于有了那样的习惯，或者说得更确切一点儿，习惯使他们在自然的需要之外又增加了一个新的需要，这是必须预先防止的。
>
> 　　应该让孩子具有的唯一的习惯，就是不要染上任何习惯。
>
> 　　　　　　　　　　　　　　　　——《爱弥儿》　卢梭

结束一天的正确方式

内心和身体拒绝睡觉的第二个原因是不想让一天就此结束。

在将每晚的睡眠当成"每日之死"的认知下，人们如果没有满意地度过某天，那么就会不甘心让这一天轻易"死去"。也就是说，失眠是因为不甘心让某天就此结束。

当然，每天的时间有限，因此人们无法做完所有事情。其实，一天之中是否有属于自己的时间，会对当天的睡眠产生巨大的影响。

人们常说，只要活动身体，让身体疲惫，就会产生睡意。可是，这种方法只有在自愿活动身体的情况下才会奏效。对不喜欢运动的人来说，无论进行什么剧烈运动，即使身体感到疲劳，头脑也会保持清醒，最终他们依然睡不着觉。

对一个人来说，如果安静地读书、听音乐、通过写日记与自己对话的时间是属于自己的时间，那么这段时间哪怕只有 30 分钟，他们的内心也会得到满足，睡意就会自然而然地出现。

至于怎样的时间才算属于自己的时间，每个人的看法都不一样。因此，大家如果对自己还不了解，就需要通过不断试错来寻找属于自己的时间。

当然，很多人每天都不得不去做大量应该做的事情，可能很难寻找属于自己的时间。不过，比起完全没意识到做事有自愿与不自愿之分，比起完全没意识到日常生活中缺失的东西，即使只是发现问题的存在也是很大的进步，能给生活带来巨大的改变。

此外，即使是被失眠折磨而需要进行药物治疗的人，也请不要带着被强迫的心态去服药，即不要把服药当成头脑向内心和身体扔去一颗名叫安眠药的"炸弹"，要求自己必须睡觉。一定要对内心和身体抱有歉意，即因为自己生活在受时间限制的世界中，所以不得不请身体吃药来休息一下。

自残和暴食

这不是为了伤害自己，而是为了让扭曲复位

在患有近年才被归为抑郁症的疾病的人中，有些会出现划伤手腕等自残的行为，以及暴食、呕吐等进食障碍。

这些患者大多存在自爱方面的问题，而自爱是培养健康人格的基础。对此，休养和以药物疗法为中心的治疗方法很难解决问题，很多患者都由于没有接受恰当的治疗而出现病情拖延的情况。

自残和暴食的行为本身就很奇怪，看起来像是在伤害自己，大家都会将其视为消极行为，就连医生在治疗时也会要求患者保证以后绝对不会再这样做。

让这些行为消失确实是治疗抑郁症的重要目的之一。不过，如果想让这些行为消失，就必须了解它们出现的原因。也就是说，我们要充分理解这些行为的意义。

出现此类行为的患者往往在内心深处无法认可自己，缺少自爱，因此就连活着本身都充满痛苦。

只要仔细倾听患者走到自残和暴食这一地步的心路历程，就会发现他们无论下过多少次决心，发誓绝对不会再自残和暴食，却依然会出现压倒这份决心的冲动，那时他们仿佛进入了另一种状态——人格解体状态，于是再次做出了这些行为。其实，这些行为具有自我治疗的意义，患者是为了让自己心中积攒的扭曲复位。

想从头脑的"独裁统治"中解放的冲动

患者之所以无法认可自己的状态，是因为头脑（理性）擅自设定出了自己应有的样子，从而厌恶无法满足既定标准的真实的自己（内心和身体）。

因此，头脑会强行控制内心和身体，试图让内心和身体变成它擅自设定的应有的样子，而受到控制的内心和身体被迫长期保持不合理的状态，这份不合理在超过一定程度后，就会引发自残和暴食的冲动。也就是说，内心和身体为了让在头脑的逼迫下出现的扭曲复位，做出了自残和暴食的行为。

当地壳变形积聚的能量需要释放时，地震就会发生，而自残和暴食可以被视为内心和身体在让扭曲复位时发生的"地震"。大家也可以将自残和暴食当成内心和身体为了反抗头脑的"独裁统治"而发起的"暴动"。

通过自残确认自我

我经常听到患者说，自残和暴食的行为可以稍微改善人格解体的症状，暂时让他们不再觉得"自己不是自己"。

这是因为，当头脑强有力地控制内心和身体时，头脑和内心之间的"盖子"会被盖上，导致头脑与内心和身体断绝联系，感受不到情绪和感觉，人就陷入了人格解体状态。自残造成的疼痛、出血，以及暴食造成的呕吐等，都会使身体的存在感被唤起，人格解体的状态得以改善。

同时，从头脑的角度来说，它本就否定自我、厌恶自我，想惩罚不按要求行动的自己，想折磨被厌恶的自己。因此，虽然头脑的动机与内心和身体的动机不同，但它同样赞成自残和暴食，这就是所谓的"吴越同舟"。

此外，有些患者会陷入依赖他人的状态，总是希望得到他人的爱，并将其作为不爱自己的补偿。自残的行为可以向他人展示"我是如此痛苦"，患者很难戒掉。

各种各样的想法在患者心中积聚并达成一致，而且患者能从自残和暴食的行为中得到刹那间的满足，因此患者就算想要停止这些行为，并和医生、家人约定不会再做，依然会产生不受控制的强烈冲动。

如何解决内心和身体的"叛逆"问题？

由上文可知，这种多个原因造成的行为，只依靠意志力是无法控制的。这种行为本来就是头脑先创造出"应有的自己"，再对内心和身体进行过度控制而造成的，因此让患者保证不会再自残和暴食，只会给患者增加新的"应该去做"的任务，即不能自残或暴食。从原理上来说，这一定不会顺利。

当然，从治疗的角度来说，我不鼓励患者做出自残和暴食的行为。那么，医生究竟该如何治疗患者呢？

自残和暴食的行为看起来都很严重，医生自然会优先考虑消除这些行为，可是这通常并不奏效。因此，医生应该直接帮助患者解决导致这些行为的本质问题，即过度控制和缺乏自爱。这虽然看起来是绕了远路，但其实是最有效的治疗方法。如果本质问题未被解决，就算现有症状暂时消失，患者也会在将来出现其他症状。

"应有的自己"只是一种幻想

不仅是被类似行为折磨的人，其他人也都会或多或少地被"应有的自己"的幻想束缚，因而在不知不觉间将"实际的自己"设定为懒惰的、邪恶的。"我应该自律，努力成为应有的自己"这种想法进入了很多人的内心深处。

在这里，我想再次引用卢梭的《爱弥儿》中的内容。

> 出自造物主之手的东西，都是好的，而一到了人的手里，就全变坏了。……他扰乱一切，毁伤一切东西的本来面目；他喜爱丑陋和奇形怪状的东西；他不愿意事物保持天然的那个样子，甚至对人也是如此，必须把人像练马场的马那样加以训练，必须把人像花园中的树木那样，照他喜爱的样子弄得歪歪扭扭。
>
> ——《爱弥儿》 卢梭

人类原本的样子是卢梭认为的"完美的"，还是所谓的"懒惰的、邪恶的"？这两种观点在很大程度上决定了人们是相信并尊重内心和身体，还是以头脑为尊，从而生活在不断进行自我控制的紧张状态中。

以前，自残和暴食的行为很少见，近年来却急剧增加，这难道不是对现代人的警告吗？人们总是不认可自己原本的样子，反而试图扭曲自己，以成为"应有的自己"。

为什么会想死呢?

渴望死亡的人怀有什么心情?

自杀是抑郁症带来的最大风险。日本几乎每年都有 2 万~3 万人自杀,这是一个重大的社会问题。

什么心情会让人渴望死亡呢?

应该如何与渴望死亡的人相处呢?

死亡是一个非常沉重的话题,不过既然要讨论抑郁症,这也是一个绝对无法忽略的问题。

在很多情况下,表示自己想死的患者与其说是渴望死亡,不如说是渴望从看不到尽头的痛苦中解脱,因此他们才会说自己想死。

"想死?你可不能想这么可怕的事情。"

"你想一想,如果你死了,身边的人得多么难过啊。"

"死亡是罪,人必须活着。"

"活着是一件多么美好的事情啊,你可不能死。"

在表达出自己想死的念头之后,抑郁症患者大多会听到以上这样的回答。当然,以上的每一句话都表达出了希望患者继续活下去的意思。可是,它们却会起反作用,即让患者感到更加失望,因为患者会觉得没有人理解自己,甚至可能感到更加自责。

这是为什么呢?

藏在想死的念头背后的心情

大家必须清楚一点，虽然患者嘴上说着想死，但他们或多或少都还抱着一丝期待，觉得这样说也许能得到某种救赎。正因如此，尽管这难以开口，他们依然下定决心向别人坦白。

患者对自己想死的念头一定怀有罪恶感，他们甚至会不断地责备抱有这种念头的自己。

在这种情况下，患者如果听到从道德制高点出发的说教，就会觉得自己是一个废物，因为自己连基本的道德规范都无法遵守，于是更加否定自我。

此时，听者应该做的是对患者感受到的痛苦表示理解。大家要明白，患者表示自己想死的时候，绝对没有下定决心去死，反而是在发出求救信号，表示自己痛苦到想死。

因此，即使听者提不出什么有效的建议，也没有关系。现在，患者不需要有人敷衍应付般地提出建议，只需要有人用心倾听自己的心声。这样一来，剧烈到想死的痛苦就会稍有减轻。

压制想死的念头存在危险

在倾听患者想死的念头时，听者必须摆脱传统道德框架的束缚，因为听者只要还被"想死是不好的"这种传统道德框架所束缚，就不可能从根本上与患者产生共鸣。

大多数人都暂时距离死亡很远，因此就连听到"死"这个字都会惊慌失措，试图转移话题。于是，当听到有人向自己倾诉想死的念头时，人们通常无法接受，并不自觉地从道德和心态等角度出发，劝告对方放弃想死这个念头。

这样说或许过于直白，但是我依然要指出，上文中提到的回答看起来是在为对方着想，其实只是被潜意识中不想面对死亡的想法牵引着才说出的话。

患者如果听到这样的回答，很可能做出令人痛心的行为，即封闭自己的内心，不再对听者敞开心扉。他会装出一副充满活力的样子，说："没关系，我不会再想这种事情了。"当他们无法再向任何人说出"我想死"的时候，他们自杀的可能性就会大大提高。

小心出现在恢复期的冲动自杀

内源性抑郁症患者在抑郁症不发作时通常不会产生想死的念头。可是，一旦抑郁症发作到某种程度，他们就会突然产生想死的冲动。对患者来说，这种冲动会猛地出现，完全无法控制。

在陷入重度抑郁的时候，患者的欲望和活力都会减少，因此在大多数情况下，自杀的念头也不会那么强烈。实际上，需要担心的反而是处于抑郁症恢复期的患者。此时，如果不稳定的情绪和恢复到一定程度的积极性不幸地与自杀的冲动相结合，那么患者就会有冲动自杀的危险。

　　必须注意的是，处于抑郁症恢复期的患者绝对不会持续地、有计划地思考自杀，而会想快点痊愈以去做各种事情，他们的自杀冲动很难被预测何时出现。我希望大家一定要记住，处于恢复期的抑郁症患者自杀的风险会提高，这一点很重要。

　　对内源性抑郁症患者来说，药物疗法起着相当重要的治疗作用，因此在病情好转到一定程度后，性急地减药或停药都会带来危险。

　　而且，内源性抑郁症患者通常极其在意身边的人，为了不让别人担心，很多患者甚至会在身边的人面前习惯性地假装表现出充满活力、积极向上的样子。因此，医生和患者身边的人要努力引导他们自然地说出"好麻烦""我想偷懒""今天状态不好""要是能一直休息该多么轻松"等坦率的话。

存在潜在自杀愿望的情况

　　不过，非典型抑郁症患者、人格障碍患者在处于抑郁状态时，与内源性抑郁症患者存在很大不同。

　　从发病前很久开始，这种患者的内心深处就可能存在自我否定的倾向，虽然这种倾向在不同时期的强烈程度不同，但它依然会导致患者持续地、长期地存在想死的念头。这种患者不仅可能做出划伤手腕等自残的行为，还会出现进食障碍，甚至多次自杀未遂。

　　与内源性抑郁症不同，药物疗法在这些疾病的治疗中只能起到很小的作用，精神疗法的作用反而更大。医生必须仔细地回顾这种患者的成长经历，找到产生自我否定倾向的原因，从而帮助他们重新找回自爱。这种患者的内心深处大多藏着对别人的不信任和对爱的渴望，身边的人不痛不痒的安慰并不能解决他们的问题。

不过，我不会在这里介绍精神疗法的具体内容。你只需记住，那些道德层面的说教对这种患者完全没用。他们用怀疑的态度观察人类，内心充满苦恼。同时，他们具有敏锐的感受能力和根深蒂固的厌世思想，能轻易看透满口道德规范的人的浅薄、自保情绪及其对死亡的困惑等。

这种患者大多本来就具备敏锐的感受能力和强大的自省能力，高质量的帮助能让他们与生俱来的天资变成独一无二的优势，而非发展成疾病。我在临床实践中发现，天资越高的患者，症状越严重。

从这个角度来看，这种患者的自杀愿望可以理解为他们内心深处强烈而深刻的呐喊："如果能随心所欲地生活，那么我想活下来！"

心灵小课堂：认为人生价值在于
努力的危险性
——产生抑郁的"精神母胎"

努力的人才有价值，这种想法深深地刻在不少人的心中。

很多抑郁症患者原本都意志力极强，在发病前曾度过一段比普通人更加努力的时光，而失去积极性、活力下降的症状可以看成他们的身体做出的一种反抗，即反抗重视努力的生活。

因此，医生需要认真研究刻在我们骨子里的可以被称为"努力信仰"的价值观，理解其中蕴含的危险性。

"努力的人一定会成功"是一种谬论

假设，一位少年每天都努力练习棒球，总是练到太阳下山才回家，后来他成了美国职业棒球大联盟的运动员。

他的邻居们都在感叹："以前他每天都没日没夜地练习棒球，现在才能这么成功。果然，比别人更加努力的人一定会成功。"

可是，在听到邻居们的感叹后，他的回复却出人意料：

"不，我觉得自己并没有比别人更加努力。我喜欢棒球，只是一心想打得更加开心、更加畅快。总之，我只是在做自己想做的事情而已。"

虽然这个故事是我虚构的，但是从各个领域的优秀者的发言来看，我认为这个故事是非常接近现实的。我想指出的是，某人做自己热衷的事情往往会被别人视为努力。

在沙堆里堆沙堡到太阳下山、熬夜打通游戏的全部关卡、沉迷于练习电吉他,这些行为很少被身边的人视为努力。然而,认真学习、积极运动、练习钢琴或小提琴,这些行为就算是某人因为自己热衷于此才去做,别人也通常会将其视为努力。没错,别人的看法就是如此偏颇。

努力和热衷的区别

对人类来说,做有天赋的事情会感到快乐,做没有天赋的事情会感到痛苦。

因此,对有棒球天赋的少年来说,练习棒球并不会让他感到痛苦,反而会让他感到快乐。可是,对没有棒球天赋的少年来说,练习棒球则完全是一种折磨,他就算非常努力也无法取得太大的进步。

努力这个词带有"忍受痛苦去做某事"的含义,而热衷这个词则带有"主动去做喜欢的事情"的含义。

像棒球少年那样因为热衷于某事而取得成功的人,通常会被误认为是因为努力而取得成功的。我认为,这是"努力信仰"出现的重要原因。

"努力信仰"为什么危险?

信奉努力的价值观很可能将人推向没有天赋的方向。

　　人类与生俱来的愉快和痛苦"感受器"可以发挥重要的作用，即将生活导向适合自己的方向。"努力信仰"通常会美化忍耐痛苦这件事，它会为自虐的快乐赋予价值，这隐藏着引起反常倾向的危险。

　　我再次用第 1 章中的图 2（参见第 6 页）进行说明。

　　当人们做出不符合自己天性的行为时，内心和身体会发出抗拒的信号。可是，头脑如果推崇"努力信仰"，就会驳回这些信号，坚持让人做出不适合自己的行为，从而获得反常的价值和快乐。在头脑的"独裁统治"下，内心和身体一旦忍耐到极限，就一定会做出某些反抗行为。于是，内心和身体选择以全面"罢工"的方式进行反抗，人就进入了抑郁状态。

从"骆驼"到"孩子"

　　德国哲学家尼采的代表作《查拉图斯特拉如是说》中有一章名为《三种变形》。在这一章中，尼采用 3 种动物比喻人类在成长、成熟的过程中出现的变化，它们分别是骆驼、狮子、孩子。"骆驼"象征着忍耐、顺从、放弃、敬畏，它会服从"巨龙"的命令，以"应该如何"为行动指南。

　　在某个时刻，"骆驼"发出"我想要"的呼喊，变成"狮子"打倒了"巨龙"。"狮子"从此获得自由，保护了属于自我的领域。

　　最终，"狮子"变成了"孩子"。"孩子"象征着纯粹、无邪、自发性、创造性，认为"我本该如此"。

　　信奉努力的状态正是尼采口中的"骆驼"的状态。发出"你应该如何"的命令的"巨龙"，归根结底相当于头脑中的"努力信仰"。抑郁状态可以视为"骆驼"因被"巨龙"鞭打得太狠而陷入的消极状态。

在治疗过程中，需要先让筋疲力尽的"骆驼"远离"巨龙"，得到充分的休息，再帮助它变成"狮子"。

这样一来，患者头脑中的"巨龙"就会被"狮子"赶出去。接下来，"狮子"会主动变成"孩子"，开始富有创造性地玩耍，这就相当于进入热衷于某事的状态。

就算放弃努力，也会有热衷之事在等待

内心的声音会在不知不觉中决定我们的样子，人类就是这种特殊的生物。

因此，如果盲目听从"巨龙"的命令，人就会陷入"骆驼"的状态，像奴隶一样生活，不再充满活力，甚至变得抑郁。

我认为，在这种情况下，患者只要放弃努力，转而去探索自己热衷的事情，像"孩子"一样自发性、创造性地玩耍，生命力就能逐渐恢复。

人们心中总是存在一种根深蒂固的恐惧，即放弃努力就会堕落成无所事事的人。这同样是"巨龙"的手段之一，目的就是将人们束缚在"骆驼"的状态之中。

记住，就算放弃"骆驼"的顺从和勤勉，人也绝对不会堕落，前方一定有富有创造性的游戏（热衷之事）在等待。如果想要摆脱不自

由的"骆驼"的状态，一定要理解这个道理。

　　从被努力束缚的状态中得到解放后，人们会暂时进入逆反状态，即什么都不想做，只想享乐。不过，这种状态并不会持续太久，因为人们一定无法忍耐长时间的无聊、单调和空虚。随后，他们就会开始探索富有创造性的游戏，即自己真正热衷的事情。

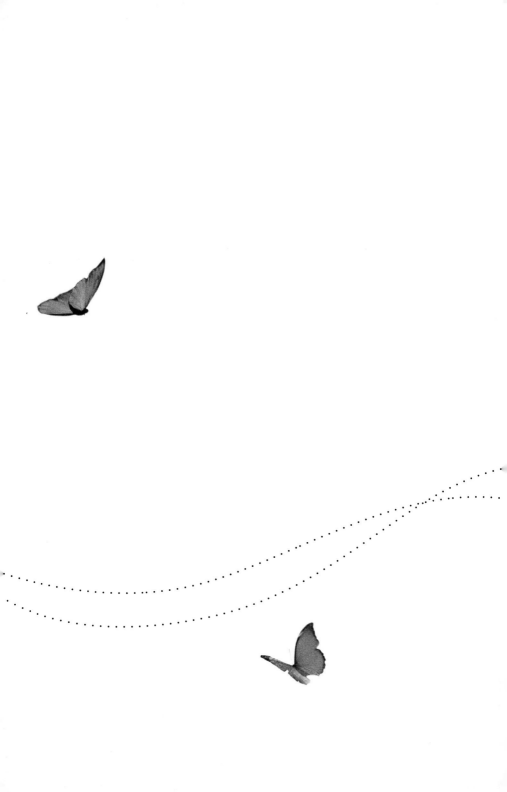

第 3 章

治疗抑郁症的陷阱

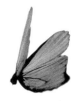

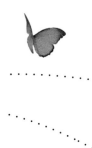

把抑郁症比喻成"心灵感冒"

为什么抑郁症被称为"心灵感冒"？

目前，各种各样的媒体频繁地发布关于抑郁症的信息。其中，出现频率非常高的一种说法，是将抑郁症称为"心灵感冒"。

从消除人们对抑郁症的偏见与恐惧，促使抑郁症患者尽早就诊并接受治疗的角度来看，这种说法起到了相当大的正面作用。此外，这种说法具有启蒙意义，有助于人们借助身体疾病的概念更加理解抑郁症。

从专业角度来看，近年来出现了一些疗效佳、副作用少的新型抗抑郁药物，如选择性5–羟色胺再摄取抑制剂（SSRI）和去甲肾上腺素再摄取抑制剂（SNRI）等，药物疗法的治疗效果备受期待。

在这样的背景下，"就像感冒的时候可以通过吃感冒药来轻松应对一样，抑郁症患者也要坦然地接受治疗、尽早痊愈"的观念更加深入人心。将抑郁症称为"心灵感冒"还有一个原因，那就是抑郁症的患病率较高，并且如果患者不及时、正确地进行治疗，病情就会有恶化的危险。

然而，不可否认的是，将抑郁症视为"心灵感冒"也会造成各种各样的误解。

抑郁症真的是"心灵感冒"吗?

"在患上抑郁症后,才发现抑郁症完全不像感冒那么简单,因为每天都要和想死的心情斗争!"

"得了感冒,只需几天到一周就能痊愈,可是得了抑郁症,至少要几个月才能痊愈。"

以上都是抑郁症患者的真实心声,我经常听到类似的感叹。同样,我也听到过从事抑郁症诊疗工作的临床医生们的观点。

"抑郁症不是能视为感冒的小病。"

"在大多数情况下,感冒患者不进行专门治疗也会痊愈,而抑郁症患者不认真接受治疗是非常危险的,甚至存在自杀的可能。"

"与感冒患者相比,抑郁症患者在治疗期间必须进行长期静养,因此抑郁症更类似'疲劳性骨折'。"

从以上角度来说,抑郁症确实无法简单地等同于感冒。

在这里,我想提出不同的看法。

在"抑郁症是'心灵感冒'"的宣传语的影响下,确实有不少患者能更加坦然地前往医疗机构就诊、接受治疗,可以说这是非常有意义的启蒙。不过,我认为在治疗过程中,这种说法有造成两种误解的风险,即对抑郁症的痊愈这一概念的误解,以及对应该如何看待抑郁症的误解。

抑郁症的治疗目标

在抑郁症的治疗方面，很多医生不会使用"痊愈"这个词，而会使用"缓解"这个更加专业的词。

缓解指的不是疾病完全好了的状态，而是病情稳定、不表现出症状的状态。进一步解释，就是在此状态下疾病仍存在复发的危险。

常规的药物治疗和以休养为主的标准治疗大多以缓解病情为目标，因为这些治疗方法的效果有限，无论如何都无法彻底防止抑郁症复发。

因此，在病情缓解后的一段时间里，为了防止抑郁症复发，大多数患者必须听从医生的指示，继续接受药物治疗，尽管他们可能只需要服用少量药物。

比喻和现实之间的巨大落差

在听到"抑郁症是'心灵感冒'"的宣传语后，很多决定接受治疗的抑郁症患者及其家人就会认为，抑郁症能像感冒那样被彻底治愈。于是，医生和患者之间出现了巨大的认知差异。

在我接诊的患者中，不少患者在回归社会后的短期内病情多次复发，已经接受了很长时间的治疗，在前来就诊时已经相当疲惫。

这些患者一直认真地遵从医嘱，病情却没有得到明显改善。

不知从什么时候开始，他们产生了放弃的念头和抱怨的情绪，总是询问医生自己究竟什么时候才能真正痊愈。我认为，这明显是医患双方对抑郁症的治疗存在认知差异。

疾病在拯救患者

那么，抑郁症真的没有希望被治愈，只能得到缓解吗？

要想找到这个问题的答案，重要的是理解以下观点。

"疾病是从身体内部出现的，它的出现是为了向患者传递某种信息。"

"疾病通过核心症状引导患者进入更加自然、更加令人满意的状态。"

也就是说，疾病在试图将患者从此前并不令人满意的状态中拯救出来。

古代医学、民间医学和替代医疗都有此类观点，然而在进入现代后，西方医学却舍弃并遗忘了它们。从这些观点出发，大家就会发现目前对抑郁症的治疗明显忽略了某些东西。

恢复原来的状态会导致抑郁症复发

感冒痊愈指身体恢复到感冒前的状态，如果将抑郁症视为感冒，人们就会认为治疗抑郁症和治疗感冒一样，目标是使身体恢复到发病前的状态。我认为，这是导致抑郁症复发的重要原因之一。

目前，市面上有很多记录抑郁症患者康复过程的书籍，电视上也有很多关于抑郁症的节目，人们听到抑郁症患者的真实心声的机会在增加，不过我希望大家一定要知道，这些在康复后状态良好的患者，必定都从根本上重新审视过自己在发病前的生活方式和思考方式。

我负责治疗的抑郁症患者曾经说过以下的话，这些话充分体现出了他们的心境，给我留下了深刻的印象。

"工作本来是为了让自己变得更加幸福，可是不知从什么时候开始，我变成了为公司工作。现在，我总算发现了这一点。"

"以前，我总是想得到社会对我的好评，于是强迫自己付出努力，并逐渐习惯了那种生活。现在，我发现那时的自己已经非常麻痹，完全失去了自我。"

从这些话中可以看出，真正摆脱抑郁症指的并不是恢复原来的状态，而是"重生"或"新生"，即变成更加自然的自己，就像产品升级一样。重在"修理"的治疗效果有限，无论如何都会存在复发的风险，而"重生"或"新生"等深层次的变化，才是真正的痊愈不可或缺的变化。

最重要的工作几乎都是患者自己承担的

神经递质紊乱被认为是引发抑郁症的化学原因，抗抑郁药物能改善神经递质紊乱的状态；认知疗法等治疗方法能让患者的症状得到一定程度的改善，即改善患者过度悲观的状态和强迫自己努力的思维方式。上述治疗方法对抑郁症患者的治疗来说都是不可或缺的，因此这些治疗方法不应该被轻视。

那么，对抑郁症来说，隐藏在深处的病根究竟是什么？到现在为止，寻找答案的工作几乎都是患者自己承担的。因此，只有意识到这份工作的重要性并能自己完成它的幸运患者，才能凭借自己的力量真正痊愈。可以说，这完全看运气。

在现代社会中，抑郁症患者普遍存在，我认为精神医学不应该再受到西方医学等实证科学的束缚，而应该给予患者能切身感受到的帮助。

因此，医生应该和患者一起解读抑郁症传达出的信息，这是医生应该承担的责任。

要充分利用药物，但不要依赖药物

依赖药物带来的内疚感

如今，药物疗法是治疗抑郁症的主流方法，可是人们对抗抑郁药物的错误认知很多。其中，既有患者身边的人对抗抑郁药物的误解和偏见，也有患者本人对抗抑郁药物的刻板印象。重要的是，患者至少需要大致了解药物疗法在什么情况下能发挥作用，以及在什么情况下效果更好，也就是药物的效用和效用范围。

"只要还在依赖药物，就称不上痊愈。"

无论身边的人是否直截了当地说出这样的话，不少患者都被这种想法包围。而且，患者因认为自己可能需要一直依赖药物而产生某种内疚感的情况也不少见。

我认为，对依赖药物的指责来源于人们错误的认知，即认为治疗精神疾病的药物都会使人产生依赖性。

目前，主要用于治疗抑郁症的抗抑郁药物通常不会使人产生依赖性。过去，被归类为兴奋剂的特殊药物利他林（Ritalin）被随意使用，引发了一些问题，现在它的使用被严格限制，通常不会被用于治疗抑郁症。总之，像这样会使人产生依赖性的药物只是例外。

因此，抗抑郁药物会使人产生依赖性的观点完全是错误的。相反，大部分患者在服药时都是带着"不想服药，只是希望在服药后能感觉好一些"的心情，他们觉得服药很麻烦，不过还是会坚持服药。

　　患者如果对服用药物抱有内疚感，就必须转变观念，不要认为自己在依赖药物，而要认为自己在利用药物。

　　重要的是，患者应该在必要的时候认真服药，并随着病情的改善而减药，直到身体恢复至不再需要服药的状态。利用药物治疗抑郁症是正确的选择，如果患者因为犹豫而不按医生的处方正确服药，很可能导致病程拉长。

在服用抗抑郁药物后犯困是因为药物的副作用吗？

　　"医生给我开了抗抑郁药物，可是我吃药以后很快就变得特别困。我觉得这些药物不适合我，就不再吃了。"

　　在刚开始接受药物治疗时，有些患者会因为上述理由停止服药，这并非正确的选择。也就是说，患者不能因为副作用的出现而停止服药。

　　我不否认，以前的抗抑郁药物，即三环类抗抑郁药和四环类抗抑郁药，确实可能存在副作用。然而，近年来出现的新型抗抑郁药物，如SSRI和SNRI等，在副作用方面已经有了相当大的改善，基本不再引发以前的抗抑郁药物经常引发的副作用（如困倦、口渴、排尿困难等）。而且，我认为犯困并非抗抑郁药物的副作用，反而可能是它们在发挥作用。

　　在接受治疗之前，患者处于慢性精神紧张状态，体内积攒了一定程度的疲劳。在服用抗抑郁药物后，精神紧张突然得到缓解，积攒的疲劳突然得到释放，这些变化以犯困的形式表现出来是很正常的现象。因此，犯困反而可能是令人欣喜的变化。

在服药后，患者出现的很多症状都难以判定是否为副作用。除非医生要求停药，否则患者擅自停药的风险很高。

在忘记吃药后，身体状况并没有变差

"因为我就算忘了吃药，身体状况也没有变差，所以我觉得自己不再需要吃药了。"

这种情况经常出现在服药后身体状态逐渐恢复正常的患者身上。不过，这是一种非常错误的想法，患者的状态很可能在几天后突然恶化。

大多数人都存在一种认知，即认为吃下的药会立刻起效。

很多抗焦虑药（又称弱安定药）和安眠药确实能快速起效，且药效会在一定时间后减退。从这个角度来说，上述认知并非完全错误。

不过，抗抑郁药物并不会在吃下后立刻起效，它们至少要经过几天的时间，在人体内积攒到一定数量后，才会开始发挥效用。在突然停止服药后，人体内积攒的药物仍在继续发挥作用，因此患者并不会立刻出现异常，但在停药几天后突然出现异常的危险性则很高。

不同种类的抗抑郁药物性质天差地别，使用的注意事项也各不相同，因此患者必须按医嘱服药。

存在药物疗法无效的抑郁症

目前，学界的主流看法是，抑郁是神经递质紊乱引起的。前文提到的新型抗抑郁药物正是能调节神经递质的药物。

然而，在抑郁症的治疗中，这些药物对某些病症能产生良好的治疗效果，对某些病症却几乎没有治疗效果。简单来说，对内源性抑郁症患者、躁郁症患者来说，药物疗法通常非常有效且不可或缺，不过对适应障碍患者、人格障碍患者等新型抑郁症患者来说，药物疗法的治疗效果非常有限，精神疗法则是不可或缺的。

神经递质紊乱是抑郁症的病因吗？

那么，神经递质紊乱真的是抑郁症的病因吗？

在大脑化学物质研究和药理学研究中，研究者确实观察到抑郁症患者处于神经递质紊乱的状态。可是，这只不过是在现阶段的科学水平下观察到的物质层面的现象。准确来说，我认为这只是中间现象而已。

抑郁症和抑郁状态绝对不是先天性的，那么为什么患者体内的神经递质在此之前都是正常的，却突然出现紊乱呢？我认为，导致神经递质紊乱的原因才能被称为抑郁症的真正病因。

因此，利用药物治疗神经递质紊乱的治疗方法，其实是减轻症状的治疗方法，并不能根治抑郁症。

　　抑郁症的真正病因与患者的生活方式密切相关，隐藏着更深层次的问题，因此我认为每位患者的病因各不相同。精神疗法以从根本上解决问题为目标，药物疗法以减轻症状为目标。医生在治疗抑郁症时应根据二者的目标、局限性及患者的病情选择合适的治疗方法，这才是正确做法。

　　总之，在抑郁症的治疗中，无论是"只要吃药就能痊愈"的想法，还是"吃药没有意义"的想法，都失之偏颇。患者受到这些极端言论的影响，是非常危险的事情。

多试几次去上班就能消除对工作的抵触吗？

因患抑郁症而休假疗养的患者通常会按照阶段性回归流程来回归职场。此外，患者会通过阶段性地增加做家务和外出等活动进行康复训练。

然而，这个过程不一定总是顺利的，遇到挫折的情况并不少见。

下面，我将和大家一起讨论这个方法存在的问题。

虽然顺利地开始上班，但在第三天就遭受失败

U先生因患抑郁症而在家休假半年，现在他的不适症状都已消失，主治医生建议他尝试回归职场。于是，U先生决定向着回归职场的目标努力。

在第一阶段，主治医生建议U先生先在早晨上班时间坐公交车到达公司所在的车站，再直接回家。在此期间，他虽然一直战战兢兢，但还是坚持了一周。

在第二阶段，U先生需要来到公司附近的咖啡馆，在那里看1小时报纸或杂志后回家。虽然担心在那里碰到公司的同事，但他依然勉强坚持了一周。

根据U先生的表现，主治医生判断他现在已经可以尝试回

归职场，公司的产业医生①也给他开出了返岗许可证明，于是U先生终于开始尝试正式上班。

U先生时隔许久重回职场，领导和同事们都非常支持他，特意给他安排轻松的工作。客观来看，U先生的工作压力很小，他自己也感觉工作会很顺利。

可是，在第三天早晨按时起床后，U先生却毫无缘由地涌起了一种强烈的不想上班的情绪。他一次次地告诉自己"我没有任何压力……"，可是身体和内心却完全听不进他的话。最终，U先生从此之后再也没有出勤，重新回到了在家休假的状态。

整形外科式的复健方法并不适合抑郁症患者

为什么U先生已经按照阶段性回归流程进行康复训练，却仍中途失败了呢？

目前，阶段性增加负荷的康复训练被广泛应用，这是一种整形外科式的复健方法。

在整形外科，为了让虚弱的肌肉力量和僵硬的关节的可动范围恢复到正常水平，医生会指导患者逐渐增加负荷。根据这种复健方法的思路，主治医生为U先生制定了前文所述的康复训练。

可是在训练过程中，U先生的内心和身体产生了排斥反应，很遗憾，他的康复训练没有成功。这是因为，抑郁症与外伤和

---

① 产业医生：日本的《劳动安全卫生法》指出，产业医生是在工作场所对从业人员进行健康管理、卫生教育的医生。

身体疾病引发的问题存在本质的不同。

　　患上抑郁症相当于内心和身体产生排斥反应，这种反应和过敏反应非常相似。对抑郁症患者来说，整形外科式的复健方法并不适用。

　　以花粉症为代表的过敏性疾病是患者因为接触过敏原（花粉等抗原）引起的过敏反应。众所周知，患者只要接触过敏原就会出现过敏反应，哪怕过敏原的数量很少。因此，治疗花粉症通常不会采用让患者逐渐增加花粉接触量的治疗方法，一般只有脱敏疗法会采用这种方法。因为患者有出现过敏性休克的危险，所以在明确过敏原的基础上，医生需要为患者营造出某种危险性适中的环境，花费多年时间对患者进行谨慎的治疗。

引起排斥反应的原因是什么？

　　如果将抑郁症比作过敏反应，那么大家可以理解为，U 先生之所以在回归职场后产生排斥反应，是因为职场中存在"过敏原"。

　　目前来看，U 先生的"过敏原"似乎不是职场中的人际关系。那么，U 先生的"过敏原"或许是他的工作内容。例如，他的内心深处可能认为这份工作对自己来说已经没有意义，或者感觉工作背叛了自己。

　　因为不同患者产生的排斥反应千差万别，所以医生只有仔细地研究每个患者，才能找到他们产生排斥反应的原因。而且，每个患者的情绪都深藏在心底，在很多情况下，就连患者本人都察觉不到自己的真实情绪，因此医生需要对患者进行专业的研究。

不同患者产生排斥反应的原因不同

在像 U 先生这样尝试回归职场的抑郁症患者中，有些会在更早的阶段产生排斥反应，有些则会在更晚的阶段受挫。

长期被头脑强行控制的人在内心和身体陷入抑郁状态时，一旦试图找回以前的工作状态，内心和身体就会产生排斥反应，因为他们接受的是由头脑主导的康复训练，所以很可能在初期阶段遭受失败。

例如，患者如果对公司本身存在强烈的厌恶感，那么很可能在靠近公司的阶段就产生排斥反应。

再如，患者如果在尝试坐车通勤的阶段产生排斥反应，那么或许是因为他对都市生活逼迫自己做出的不自然的、不符合人性的行为存在强烈的厌恶感。

这些例子不过是九牛一毛。不同患者的内心潜藏着各种各样的问题，它们都不能一概而论。

缩小负面情绪的影响范围

在大多数情况下，导致抑郁症患者产生排斥反应的对象范围相当广泛。

抑郁症患者通常很容易受到负面情绪的影响，在忍受负面情绪的过程中，负面情绪会在不知不觉中波及周围事物。例如，患者原本可能只是对公司里的某个人存在强烈的厌恶感，后来逐渐发展到对整个公司都产生了厌恶感，最终这种厌恶感甚至会扩散到公司周围的环境及公司所在的行业……

因此在治疗过程中，医生必须仔细地安抚患者已经扩散的负面情绪。只有这项工作取得进展，医生才能找出引起排斥反应的根本原因，查出独属于某位患者的"过敏原"。在此基础上，医生就能顺利地找到帮助患者回归社会的正确方案。

有时，回归的方向是找回以前的工作和人生，有时则是大幅改变人生轨道。

在以回到职场为目标时，整形外科式的复健方法之所以无法顺利进行，是因为抑郁症患者的问题多种多样，解决方法也因人而异。就算选择适用于花粉症的脱敏疗法，医生也需要仔细筛查患者的"过敏原"，找到引起排斥反应的原因，不能草率地让患者进入回归社会的流程。

不过，在找到引起排斥反应的"过敏原"和抑郁症的病因后，医生如果想让患者回到属于自己的位置，千万不能一口气给患者施加全部的常规负担，那样过于粗暴，应该让患者按阶段性回归流程逐步完成康复训练。

心灵小课堂：适应是麻痹的别名

在保守的组织中，成员需要做的只是顺从地完成自己的任务，个人的个性和想法会被当成阻碍。

无论是否有意，这种组织大多都会对成员实施精神"去势"，以便维持现有秩序。为了同化所有成员，这种组织有时还会逼迫他们进行残酷的"过渡仪式"。

"过渡仪式"的内容通常是不合理的，然而对此表示排斥的成员却会被当成适应失败的人。作为一个正常人，面对不自由的环境和不合理的强迫，感到排斥是非常正常的反应，而他却会被这种组织评价为抗压能力差。

由于日本德仁皇后雅子的相关报道，适应障碍这种疾病才进入大众视野。适应障碍指患者因高压环境产生不适，出现抑郁、不安等情绪，从而导致工作和学习无法正常进行。虽然这种疾病不同于抑郁症，但是二者之间的界限并不清晰。

若想治愈适应障碍，需要消除环境中造成压力的因素。然而，适应障碍这个病名却暗藏某种微妙的含义，仿佛只有让患者本人适应致病的高压环境，才算是真正的痊愈。

适应是什么？

适应指通过改变自己以完美地融入新的环境。在改变自己的过程中，人的内心会发生怎样的变化呢？

在身处新的环境中时，人们通常会先向各个方向伸出"感知天线"，收集各种各样的信息，从哪里有什么东西这种基本的空间感知，到什么事物对自己重要、周围人的地位、谁对自己来说是关键人物、自己处在什么位置、自己在这里怎样做才能符合期待等。因此，无论是谁想适应新的环境，通常都会在最初几个月的时间里处于精神极度紧张的状态。

在收集信息的过程中，人们会自动找到比较省力的方法，忽略不重要的事情，逐渐将注意力转移到重要的对象身上。

不过，面对让自己感到痛苦的环境因素，人们无论如何都无法忽略。对动物来说，痛苦是重要的警告，它在提醒人们某种事物对自己有害。

适应是麻痹的别称

逃离痛苦是动物的本能反应，不过对已完成社会化的人类来说，很多时候人们都无法轻易地逃离痛苦。在这种情况下，为了努力适应新的环境，为了不再感到痛苦，人们通常会逐渐麻痹自己。

那么，能不能只对造成痛苦的因素感到麻痹呢？遗憾的是，人类做不到这一点。

当人们需要让自己对某种感觉或情绪的感知变得麻木时，这种麻木总会不可避免地波及全部感觉或情绪。例如，人们若想让自己感觉难吃的食物并不难吃，不仅会导致在吃到美味时也品尝不出好吃，甚至还会阻碍视觉和听觉对周围环境的感知，最终导致所有的感觉都变得迟钝。也就是说，适应必然会或多或少地麻痹感觉、麻痹情绪。

　　在适应过度拥挤的满员电车、适应横平竖直的无聊建筑、适应休息不足的劳动环境、适应效率至上主义、适应高强度的工作计划、适应被迫选择后，人们确实已经感觉不到各种痛苦。作为代价，人们同样已经失去喜悦。

将适应视为正常是危险的认知

　　按照上文的思路进行思考，人们就会获得一种新的视角，即适应障碍可以被称为麻痹障碍。也就是说，无法适应等于无法麻痹。

　　站在组织的角度来看，适应性强、能为组织做贡献的成员被视为正常，值得受到重用。

　　可是，请大家想象一下，当这种情况出现在由心胸狭隘的人管理的组织中时，适应被视为正常这种认知就会变得相当危险。

　　因此，在将适应障碍的病因归结为患者本人的抗压能力差之前，我们必须认真地分析患者所处的环境中存在的问题。如果那个环境确实存在问题，那么我们就要摆脱陈旧的观念，即认为能够适应环境的人是强大且成熟的。然后，在此基础上进行下一步的思考。

什么是正常？

　　在面对不自然的事情时感到别扭，为不得不烦恼的事情感到烦恼，如果这些状态被诊断为有病，那么医疗就会沦为制造适应社会现状的人类的工具。尤其是在医生本人对"适应性"没有产生任何疑问的情况下，他很可能将那些在面对存在问题的环境时会产生的正常反应视为异常反应。

举个比较专业的例子，名为躁郁症的疾病在《国际疾病分类》中被称为双相情感障碍，目前将双相情感障碍分为Ⅰ型和Ⅱ型的观点成为主流。

传统的躁郁症被分为双相情感障碍Ⅰ型，而未呈现出躁狂状态的躁郁症则被分为双相情感障碍Ⅱ型。

可是，双相情感障碍Ⅱ型存在一个诊断难点，即什么程度的表现可以被诊断为躁狂状态。在我眼中，就诊者因正常的热情而产生精神亢奋，对不恰当的医疗方案提出异议，却被诊断为双相情感障碍Ⅱ型的情况并不少见。

尤其是某项特征突出、能量极强、自我意识极高的人，热情的言行通常会使他们被诊断为有双相情感障碍的轻度症状。尤其是像我这样性格沉稳的医生，更容易将他们误诊为存在情绪异常亢奋。

精神问题的治疗存在一个不可避免的局限，即医生会以自己为标准诊断患者的病情，无法彻底排除主观偏差。尽管如此，将正常状态误诊为异常状态依然是一个亟待解决的问题。

判断人正常与否的标准是什么？

瑞士精神疗法专家阿尔诺·格鲁恩的作品《常态下的癫狂》中有如下内容。

在现实世界中，无法忍受人性价值丧失的人们被视为是疯狂的，而失去人性本质的人们却被视为是正常的。我们将权力交给后者，让他们决定我们的生活和未来。他们懂得如何圆滑地适应现实，所有人都相信他们能够理智地处理问题。可是，"与现实的关系"并不是判断人是否患有精神疾病的唯一标准。我们还需要观察他是否具备人类的各种感觉和情绪，是否能感受绝望，是否能共情同伴，是否会感激他人，或者观察他对这些感觉和情绪的丧失程度。

——《常态下的癫狂》 阿尔诺·格鲁恩

也就是说，以"与现实的关系"为标准进行判断，是基于将适应视为正常这种认知而制定的标准，这极易将最麻痹的人判断为最健康的人。阿尔诺·格鲁恩表示，为了避免陷入这种错误的判断中，我们应该将是否遵循人类的情绪和直觉做出自然的反应及是否活得具有人性作为判断标准。

少数派会最先做出反应

少数尚未对现代社会中的各种歪风邪气失去敏感度的人，会第一时间做出某些反应。

可是过不了多久，这些少数派就会被多数派投以奇怪的目光。与此同时，多数派对他们的评价会降低，并将他们当成弱者、不正常的人、不适应社会的人。

在一般情况下，因感到痛苦而前往医疗机构进行咨询的人会被视为患者，其他人则会被视为正常人，不过我认为相反的情况并不少见。例如，我能感觉到很多前来咨询的人正是他们所在的家庭和公司等组织中最敏感的人，因为他们能意识到自己所在的环境存在问题。可以说，他们是发现组织出现畸形的代表人物。

从这个角度来看，我认为是现代社会中的抑郁症患者最先发现了现代社会的各种问题，他们的出现是一种警告。

诗人敲响警钟

在将适应视为正常的风气中，坚决抵制麻痹绝不是一件容易的事情。

无论在任何时代，真正的诗人都是敏感的少数派。他们拒绝麻痹个人的感受和情感，不只在面对美丽的事物时反应敏锐，在面对异常的事物时同样反应敏锐。他们将诗作为密码，为人类敲响警钟。

茨木则子就是其中之一。遗憾的是，在 2006 年，时年 79 岁的她离开了我们。她的诗集《镇魂歌》中有一首名为《汲取——献给 Y·Y》的诗，这首诗的后半部分如下。

长大后　依然可以惊慌失措

笨拙地打招呼　窘迫地脸红

说不出话语　做不出动作

甚至连孩子的恶语都会让我受伤

像生牡蛎一样靠不住的感觉

完全没有必要锻炼

······

所有工作

所有优秀工作的核心

都藏着一根微微颤抖的天线　一定没错······

——《汲取——献给 Y·Y》　茨木则子

其中，虽然"锻炼"这个词美化了麻痹式的适应，但是全句"像生牡蛎一样靠不住的感觉/完全没有必要锻炼"则平静地抵抗着这种麻痹，悄无声息地表达着抗议。

诗本身或许无法产生任何经济效益，可是依然有重要的作用，即让我们发现生活的本质，因此绝不是可有可无的。

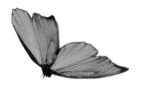

第 4 章

如何与抑郁症患者相处？

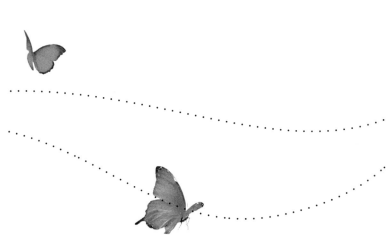

不要鼓励

为什么不能鼓励抑郁症患者？

　　抑郁症患者的家属和身边的人经常会问我，他们应该如何与抑郁症患者相处？在相处过程中，有什么需要注意的地方？在患者身边的人眼中，抑郁状态是很难理解的，因此他们不知道应该如何与患者相处是可以理解的事情。

　　人们常说，不能鼓励抑郁症患者。可是，就算遵守着这个原则，很多人对抑郁症的理解依然只停留在表面。

　　其实，在与抑郁症患者相处时，人们总是会犯各种各样的错误。我认为，这都是由于人们不理解抑郁症的产生机制。

　　前文提到，抑郁症是内心和身体因为忍受不了头脑的"独裁统治"而进行"罢工"的状态。

　　头脑负责理性思考，由以自我控制为目标的意志控制。与此相对，内心和身体遵从自然，由激发欲望和情感的"热情"控制，而人类作为生物的能量核心就在于后者。

　　只要理解抑郁症产生的机制，就能理解为什么不能鼓励抑郁症患者。

　　实际上，鼓励相当于强化头脑对内心和身体的控制，就像出动军队压制罢工一样，反而会让事情变得更加复杂。而且，很多患者的头脑都认为"只要不能严格控制内心和身体，没有采取有意义的行动，人就会失去价值"。在受到鼓励后，患者如果依然不能遵循自己的意志采取行动，就会觉得非常羞愧，陷入更加严重的自我厌恶中。有时，鼓励甚至会强化患者的自杀倾向。正因如此，鼓励抑郁症患者是一件危险的事情。

他人的关心对抑郁症患者并不适用

一般来说，抑郁症患者身边的人就算表面上没有鼓励他们，也依然对他们抱有期待，希望他们能尽早采取有意义的行动。当然，希望抑郁症患者尽早回归社会是生活在现代社会中的人们自然而然会产生的想法。

现代人的价值观是人应该工作，不能浪费时间，每天都要过得有意义，要始终以提升工作能力为目标，时间就是金钱，要利用每时每刻努力工作，努力才能成功，始终追求成长。在漫长的时间里，人们始终抱有这些观念。

然而，抑郁症患者无法接受这种想法，因为内心和身体原本就是按照自然原理运行的。

遵从自然的内心和身体已经彻底厌倦这种生活，变得非常敏感。这样说或许有些严重，不过抑郁症患者确实能从身边的人的语言和照顾中，敏锐地感受到他们对自己变回原来的样子、回归现代生活的期待。因此，抑郁症患者身边的人无论在表面上掩饰得多好，都很难蒙混过关。

况且，很多抑郁症患者本来就倾向于过度迎合身边的人的期待。因此，他们如果不能回应别人的期待，就很可能变得更加焦虑，更加否定自我。

为抑郁症患者的好转而开心也是一种陷阱

在抑郁症的治疗过程中，患者会通过疗养恢复能量，在某个时期症状可能看似完全消失。在身边的人眼中，患者明显好转，他们终于可以松一口气。

然而此时，大家却经常忽略一点。虽然患者在身边的人看来已经好转，但实际上，很多患者只是恢复到了"能回应身边的人的期待"的状态。在能量枯竭、陷入谷底的时期，患者无法回应身边的人的期待，当能量恢复到一定程度时，他们就会再次伪装自己。

尤其是内心深处缺乏自爱的患者，他们不想让身边的人继续为自己担心，于是会将在状态不太好时产生的抑郁情绪再次咽下。他们担心如果继续发泄情绪，会让身边的人再次伤心。

也就是说，身边的人为患者的好转而说出的开心的话，有时反而会成为患者的压力，让患者产生类似"绝对不能让身边的人发现自己的病情出现反复，自己不能再回到之前那种糟糕的状态"的想法。

抑郁症患者会表现出身边的人希望看到的样子

身边的人无论多么注意自己的言行，依然无济于事，这就是支持、帮助抑郁症患者的难处。

其实，在治疗抑郁症患者时，就连医生自己也经常无意间表达对现代社会价值观的肯定，因此很多患者无法对医生说出真心话，只会努力表现出身边的人希望看到的样子。在这种情况下，患者很难感知到内心和身体的排斥反应，从而摆脱抑郁。

在充斥着"必须过有意义的高效生活""应该尽早回归社会"等价值观的现代社会中，哪怕身边只有一个反对这些价值观的人，对患者来说都是重要的救赎。

因此，患者身边的人需要做的事情就是让自己成为摆脱头脑的"独裁统治"的人，而这并不是那么简单。

抑郁症正在向现代人发出警告

目前，抑郁症已经不能被视为只会出现在少数人身上的疾病。从大局来看，抑郁症正在向现代人发出重要的警告，即现代社会追求的价值观存在问题，现代人的生活方式极不自然。

每天乘坐拥挤的满员电车上下班，被无情流逝的时间追赶着努力，被效率优先、利润优先的工作要求推着前进，这就是现代人的生活。工作原本是为了更好地享受生活，现在生活却变成了缓解工作疲劳的"休息室"，这简直是本末倒置。如今，人们更加关心未来的养老问题，反而不在乎当下的生活，就连生活的重要乐趣之一（吃饭）都沦落成了仿佛在给汽车加油一样的无趣事情。此外，人们因为早晨必须按时起床，所以晚上必须在固定时间上床睡觉，如果没有立刻睡着，就会认为自己失眠……

现代医学以让抑郁症患者回归现代生活为治疗目标，认为不带疑问地适应现代生活才是正常的。或许，我们应该重视抑郁症发出的警告。

包括医生在内，抑郁症患者身边的人通常都认为自己是正常的，他们只想找到与患者和谐相处的方法。遗憾的是，他们无法找到。

在与抑郁症患者相处时，身边的人必须和他们一起倾听抑郁症传达给现代人的警告，从自己做起，接受更加自然的生活方式。

不要劝我出门和运动

"你一直窝在家里，心情不会更加郁闷吗？出门散散心怎么样？"

"不要总是躺着，如果不活动身体，心情怎么能舒畅呢？去附近散散步吧。"

当抑郁症患者在家疗养时，身边的人经常提出类似的建议。可是，对不少患者来说，即使是像外出和运动这样简单的事情，也会使他们感受到很大的心理负担。

抑郁症患者为什么会觉得外出和运动是一种心理负担呢？

在接触外界时，人类会打开心理屏障

在日常生活中，人们觉得外出是一件稀松平常、理所当然的事情。可是，一旦人们陷入抑郁状态，外出就会突然变成一件需要鼓起勇气才能做到的事情。大家或许觉得，抑郁症患者既然能在家里活动，那么去附近走一走应该也没问题。不过，对患者来说，这件事情在心理上却是一种负担。

大家如果只是根据肉眼可见的身体活动来判断抑郁症患者的心理活动，就很难理解这种情况。

在接触外界时，人类会自然而然地打开一道隐形的心理屏障，以保护自己不受外界的侵害。就像人类具备可以在一定程度上抵御外界的细菌和病毒的免疫功能一样，人类同样具备心理上的免疫力。

然而，当精神能量下降时，人类的心理屏障就会弱化，以前做起来毫不费力的事情逐渐变得困难起来。

接触亲近的家人也是一种负担

除抑郁症患者之外，总是闭门不出的人也是这种情况。在心理屏障最弱的时候，人们就会陷入被称为"家里蹲"的状态。

当心理屏障极端脆弱时，人们就连在接触熟悉、亲近的家人时都会感到巨大的精神压力，于是选择躲在自己的房间里闭门不出。这是因为，他们无法打开心理屏障，只能用墙壁和门包围而成的房间，即物理屏障，来代替心理屏障。

大多数抑郁症患者还没有陷入这种状态，不过在接触除自己之外的人时，哪怕是关系亲密的家人，他们也会感到痛苦，仿佛自己受到了侵害。这是抑郁症患者身上经常出现的情况，身边的人一定要留心。

闭门不出的意义

在心理屏障脆弱时，人们躲在物理屏障中闭门不出，绝对不仅是为了保护自己。

请大家思考"孵蛋"的情况，如图6（参见第99页）所示。小鸡必须在坚硬外壳的保护下才能逐渐发育成形。当成长到不

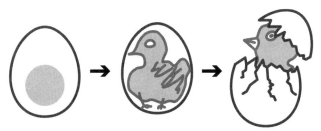

第 1 步：在蛋壳中　　第 2 步：发育成形　　第 3 步：破壳而出
蛋壳中的小鸡尚未发　　蛋壳中的小鸡已经发　　发育成形的小鸡诞生。
育成形。　　　　　　　育成形。

图 6　孵蛋的过程

需要外壳保护的时候，小鸡就会主动破壳而出，于是发育成形的小鸡就此诞生。

人们"家里蹲"的状态就相当于小鸡在蛋壳中的状态。他们在保护自己不受外界伤害的同时，准备让新的自己诞生。

我在第 3 章中已经提到，真正的痊愈并不是变回原来的自己，而是"重生"或"新生"。"重生"或"新生"的过程就相当于孵蛋的过程。

抑郁症患者并不是体力不足

身边的人如果把闭门不出的状态看成坏事，从而强迫抑郁症患者出门，那么就可能阻碍他们"孵化"的过程。在患者尚未进入能自己主动采取行动的阶段时，劝他们出门或运动就相当于催促他们在第 1 步和第 2 步的阶段就"破壳而出"，这必然无法得到好的结果。

当然，在家疗养时，抑郁症患者可能遇到需要外出或与他人见面的事情。如果患者在出门后感到异常疲惫，就说明他们还没有进入"破壳而出"的阶段。

我经常听到患者说，自己只是稍微出了下门，就好几天都起不了床。他们难以理解自己的状态——为什么自己只是走了几步路，就感觉非常疲惫。通常，患者会认为这是因为自己的体力流失严重。其实，这与体力关系不大，主要是因为他们在心理屏障尚未充分打开的阶段接触了外界，消耗了太多精神能量。

患者如果将这种状态理解为体力下降，并因此认为自己必须运动或做些其他事情，从而根据头脑的"必须"指令强迫自己动起来，就会导致内心和身体进行反击。实际上，只要患者经过充分的疗养，自然就能进入"破壳而出"的阶段，此时内心和身体一定会主动督促他们外出和运动。

因此，在进行充分的疗养前，患者不要过于关注体力，而要关注内心的懒惰和害怕。可以说，这是获得优质疗养的前提。

抑郁症患者甚至没有勇气打一通电话

在抑郁症初期，患者会出现害怕打电话或接电话的状态。

例如，患者某天早晨身体不适，感觉自己去不了公司，此时他应该给领导打一通电话，说明自己身体不适需要请假，然而他却无法做到，导致自己无故旷工。实际上，对抑郁症患者来说，这种情况非常多见。

这是因为，患者陷入了图 6（参见第 99 页）中第 1 步的状态。在这种情况下，只要与他人接触，他们就会害怕得不得了，即使只是打一通电话也会给他们造成巨大的心理负担。

因此，即使是懂常识、知礼节的人，一旦陷入抑郁状态，也很可能连一通电话都打不出去或接不了。

从心理屏障的角度切入，大家应该就能理解陷入抑郁状态的人了。对正常人来说轻而易举的行为，却可能给他们带来巨大的困难。

不要对我说"不能逃避"

日本人极度崇尚的观念之一，就是不能逃避。自古以来，不能逃避的观念就是日本人的精神支柱，是它让人们变得勤勉、踏实。事实上，这个观念确实为日本社会的繁荣做出了贡献，尤其是当人们不得不在封建社会中求得生存、不得不克服贫困等问题时，这个观念是非常有用的。

可是，在生活丰富多彩的现代，这个传统观念与"活出自己"的自然欲求之间经常出现矛盾。如今，陷入抑郁状态的人不断增加，这是一个不能忽略的原因。

逃避是在积极地回避危险

很多抑郁症患者都会问我："我是在逃避吗？"

对此，无论我回答"没错，你是在逃避"还是"不，你绝不是在逃避"，都是不恰当的。这是为什么呢？

在这个问题中，逃避已经被赋予了负面意义。如果直接回答，那么无论答案是正确的还是错误的，都是在放任患者继续保持"逃避是坏事"的观念。

面对这个问题，患者就算因为暂时听到"不，你绝不是在逃避"的答案而感到安心，也会在遇到其他类似情况时再次提出同样的问题。对此，医生需要做的是消除逃避这个词被赋予的负面意义。

　　例如，如果家里着火，人们就要逃走求生。再如，在战争
时期，如果形势明显对我方不利，我方就要暂时撤退，也就是
逃走。

　　因此，不能说所有的逃避都是坏事或消极的。人类是动物，
在发现自己所处的环境存在危险或让自己感到不愉快时，产生
逃避的念头是自然的反应，即内心和身体自然的反应。

纠结是好事，压抑反而存在危险

　　在心理学中，纠结和压抑被用来表示当头脑与内心和身体
对立时人们处于的状态，如图 7 所示。

　　在纠结状态下，头脑想到的"△"和内心想到的"○"在
头脑中对立。此时，人们会感到非常烦恼。

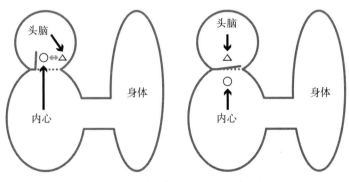

图 7　纠结状态（左）与压抑状态（右）

在压抑状态下，头脑和内心之间的"盖子"关闭，头脑中只存在自己想到的"△"，不存在内心想到的"○"。此时，头脑处于独胜的状态。

纠结状态会带来烦恼，从这个角度来说，人们会感觉很痛苦。不过，在纠结状态下，内心的声音没有被屏蔽，这其实是健康的。然而，为了摆脱纠结的痛苦，有些人会倾向于盖上头脑和内心之间的"盖子"，屏蔽内心的声音，这就进入了压抑状态。一旦过于压抑自己，内心和身体就会"罢工"，身体就会表现出各种症状，如陷入抑郁状态等。

当头脑固执地认为不能逃避时，人就很容易进入压抑状态，患上抑郁症等疾病的危险也会随之增加。

如何看待对缺乏毅力的指责？

通常，不能逃避的观念会具体表现为"缺乏毅力""不能半途而废"等指责。

日本人总是倾向于赞美将一件事情做到极致的人。当然，如果某个人找到了值得奉献一生的事情，他确实会选择这种生活方式。

可是，现代社会是一个多元化的社会，人们可以选择无数种生活方式。而且，人们很难在人生早期就找到值得自己奉献一生的事情。

如今，孩子们在很小的时候就要为了考试等事情来往于各种学习班，这让很多成年人都自愧不如。孩子们逐个进入父母为他们选择的学习班，没有时间培养自己的好奇心和积极性，只能不断地接受各种教育，把学习的重点放在理解各种理论知识上。在童年时期，孩子们本该拥有大量的空闲时间，从而被无聊的生活激发起好奇心，自己创造出各种游戏，然而现在他们却被迫每天准备考试。对此，父母给出的理由看似合情合理——他们不想让自己的孩子在未来经受考试的辛苦。不过，这种做法的弊端在日后会逐渐显现出来。

在度过这段日子后，孩子们会突然被要求自己决定未来。此时，究竟有多少孩子能做出值得自己为之奉献一生的正确选择呢？

试错是必绕的远路

近年来，越来越多的年轻人不知道自己想做什么。在成长过程中，很多人被逼着拼命学习，已经能熟练地利用头脑这台"机器"，可是内心和身体的声音却逐渐被屏蔽。他们无法说出自己想做什么、对什么感兴趣，在做出逃避、放弃等抗拒反应时总是需要竭尽全力。从这个角度来看，学生在进入社会后才开始进行试错是没有办法的事情，甚至可以说是必绕的远路。

当内心发现真正想做的事情时，人们就算遇到一些阻碍，也不会逃避、不会放弃。

可是，内心必须在徘徊、犹豫之后才能拥有足够的力量。

通常，找到真正能激起热情的事情需要的时间比人们想象中的更长。因此，大家必须理解，在试错的过程中，人们非常容易对自己产生严重的怀疑，即认为自己只是在单纯地逃避，做任何事情总是半途而废，从而觉得自己或许是一个没用的人。

心灵小课堂：正因为他们生活优渥
——为什么两代人之间无法沟通？

　　如今，抑郁症出现在主流媒体上的机会越来越多，人们对心理健康也越来越重视，各种心理培训和相关启蒙活动纷纷举办。可是，抑郁症患者身处的人际环境依然有待改善。

　　领导和下属、父母和孩子等的价值观通常存在差异，这些差异很容易导致沟通障碍，成为负面的人际环境因素。

　　——他们的生活已经非常优渥，还有什么可烦恼的？

　　——小时候，我们根本没有时间考虑如何做自己。不管做什么事情，只要坚持下去，一定会有结果。

　　——现在的人都有"富贵病"，心理太脆弱了。

　　——如果连饭都吃不饱，他们还能做什么？他们怎么总是为那些幼稚的事情而烦恼？

　　这就是上一代人的价值观。在他们眼中，现代年轻人陷入抑郁状态、闭门不出、不工作都是完全无法理解的事情。

　　那么，究竟是什么让两代人之间出现了沟通障碍呢？

生存的意义是什么？

　　在陷入抑郁状态后，人们不得不思考生存的意义，这是他们以前从未深入思考过的。

　　——生存的意义是什么？

——什么是按照自己的想法生活？

——为什么必须工作？

面对这些倾向于存在主义的问题，提问者本人很难找到答案，其他人也不知道如何回答。

在被问到没有深入思考过的问题时，很多人会为了掩盖自己的慌乱而说一些否定这个问题本身的话，如"你想得太多了""你有空想这些，还不如去工作或学习""你需要改变这种心态""你是因为生病才会考虑这些"等。

听到这些回答后，提问者通常会觉得自己遭到了否定。他们会认为自己为这种问题烦恼是无可救药的，从而产生更加强烈的孤独感。

事情的优先程度会随着时代的发展而不断变化

对出生、成长于贫困时代的人们来说，能不能吃上饭、能不能活下去是最重要的问题，因此他们没有余力思考自己应该如何生存。

随着经济复兴的顺利进行，日本迎来了高速发展期。在那个时代，越努力的人越能过上富裕的物质生活。此时，比起停下来思考自己应该如何生存，人们更加愿意通过努力变得富裕。

在经济泡沫破裂之前，很多日本人都非常向往名校和名企，坚信幸福就是进入名校和名企。当时，没有人能想到终身雇佣制会崩溃，公司被收购、合并的情况会变得屡见不鲜。

彼时，在很多人眼中，探寻生存的意义只是在年轻时出现的短暂冲动，是存在于哲学、文学等领域的高深主题，是生存之外的"调剂品"。除极少数善于内省的人之外，比起思考生存的意义，人们更加重视寻找成功的方法，从而过上富足的生活。

马斯洛需求层次理论

针对人类的需求，美国心理学家马斯洛提出了马斯洛需求层次理论。他认为，人类的需求是有层次的，如图 8 所示。在低层次的需求得到满足后，人类就会追求更高层次的需求，需求层次提高代表人类逐渐走向成熟。

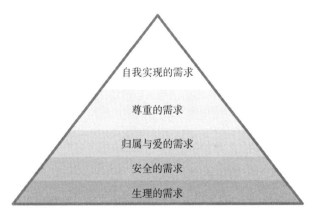

图 8　马斯洛需求层次理论——人类需求"金字塔"

大家可以根据这项理论来思考上文提到的时代价值观的变迁。

出生于战争时期及战后的人们处于追求生理的需求的阶段，他们考虑的是能不能吃上饭。后来，人们进入了追求安全的需求的阶段，希望得到雇佣、获得稳定的身份。如今，人们不仅重视公司、家人和朋友，还重视自己与工会等集体之间的关系，希望在集体中找到容身之地，进入了追求归属与爱的需求的阶段。然而，就在人们追求更好的物质条件、更高的学历和更成功的事业，希望得到身边的人的好评和羡慕，追求尊重的需求达到最高点时，经济泡沫破灭了。

也许有些牵强，不过战后日本国民的情况基本可以对应马斯洛需求层次理论，即人们的需求层次从低到高不断上升。也就是说，日本人的价值观从"能不能吃上饭"这种动物性的价值观，逐渐发展为了更具人性、更个性化的价值观。

在面对终极问题时，人们会不由自主地表现出基本价值观

实际上，人格形成期所处的时代的主流价值观会决定人的基本价值观。当然，除此之外，还有一些重要的个人因素会影响基本价值观的形成。不过，人们的基本价值观一旦形成，即使时代变迁，也很难改变。

当面对生存的意义这种倾向于存在主义的问题时，回答者重视的需求就会如实地反映在他的回答中。

重视生理的需求的人会说"如果没饭吃，什么都做不了"，重视安全的需求的人会说"先找个稳定的工作吧"，重视归属与爱的需求的人会说"我为了所属的集体而活"，重视尊重的需求的人则会说"我为了成为被社会认可、尊敬的人而活"。

可是，思考生存的意义的人并不会满足于这些答案，因为他们的问题来源于自我实现的需求。

正因为生活优渥才有烦恼

举例来说，对连吃上饭都困难的人来说，活出自己真实的样子、思考生存的意义这种自我实现的需求或许是奢侈的烦恼。这是因为，比起人类特有的烦恼，更加接近动物本能的需求才是原始的。

可是，很多处于抑郁状态的人已经拥有了较强的经济实力和较高的社会地位，而他们却由于找不到生存的意义，从心底渴望死亡。

无法理解这种心情的人经常会问："他们明明生活优渥，为什么要这样？"然而，这种烦恼正是生活优渥的人们身上才会出现的特殊的烦恼。

如今，大多数日本人都经历了经济高速发展的时期，摆脱了贫困。人们优先追求的东西已经改变，价值观已经不再停留在原来的阶段。也就是说，近年来抑郁症患者数量急剧增加这个社会现象意味着，不再仅追求吃饱饭、仅追求富裕的时代已经到来。

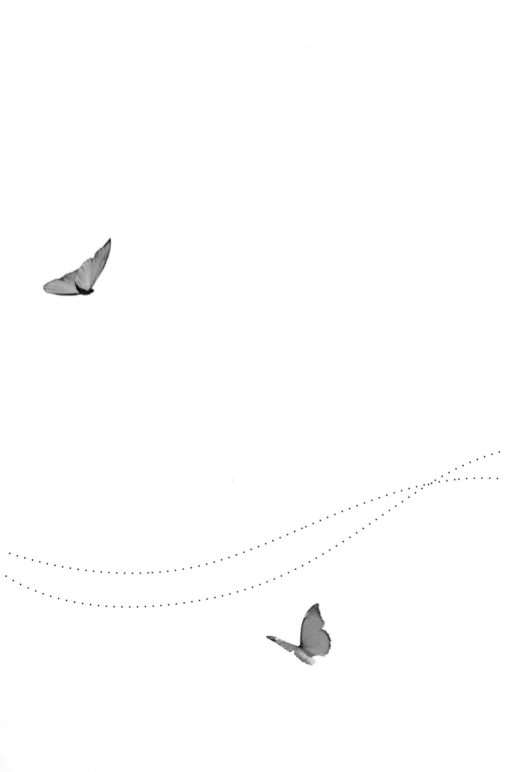

第 5 章

如何从抑郁中走出来？

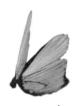

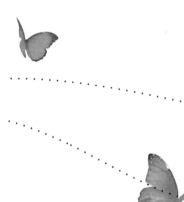

坚持"昼夜颠倒"

在陷入抑郁状态后，早晨起床会逐渐变得困难，因此患者很容易出现迟到、缺勤等情况。

逐渐过上了傍晚起床、清晨睡觉的生活

在3个月前，S先生因患抑郁症而开始在家休假。因为妻子需要上班，所以在工作日的白天S先生都是独自在家。

起初，S先生计划早晨由妻子叫自己起床，然后和妻子一起吃早饭。为了不在白天睡觉，他还决定在饭后去小区附近散步，并在回家后完成扫地、洗碗等家务。

公司的产业医生和医院的主治医生都告诉S先生，在家疗养时要尽量过规律的生活。S先生也认为，如果生活节奏被打乱，他就无法在未来顺利复职，于是给自己制订了以上生活计划。

在前1个月，S先生尚能按照自己制订的计划生活。随后，他却逐渐无力坚持，早晨就算妻子叫他，他也难以起床。他在白天越来越困倦、疲惫，睡一整天的日子越来越多。此外，或许是因为白天睡得太多，S先生就算吃了医生开的安眠药，晚上也难以入睡。

于是，S先生向主治医生讲述了自己的情况，请主治医生开出更加强效的安眠药。可是，他吃了药之后，只是变得腿脚无力，头脑却依然清醒，无法顺利入睡。

　　S先生本来就对自己非常严格，因此当无法按照自己制订的
计划过规律的疗养生活时，他觉得自己无用至极，自我厌恶的
情绪越来越强烈，他甚至开始怀疑自己的抑郁症可能治不好了。

昼夜颠倒的症状蕴含着什么信息？

　　在进行疗养时，像S先生一样日夜颠倒的患者并不罕见，甚
至可以说没有出现这种症状的患者反而少见。

　　专家认为，提醒抑郁症患者在疗养时过规律的生活是很重
要的，我以前也非常认同这个观点。可是，随着临床经验的增
加，我逐渐意识到抑郁症患者或许没有必要坚持过规律的生活，
他们出现的昼夜颠倒的症状可能蕴含着某些信息。

　　在西方医学的逻辑中，疾病的症状通常被当成应该消灭的
"坏人"。按照这种思路对患者进行治疗，医生只会一味地增加
药物的剂量，反而可能无法顺利地实现目标。于是，我开始思
考传统的治疗方法是不是漏掉了什么。

尝试接受昼夜颠倒的生活

　　如果想消除抑郁症患者昼夜颠倒的症状，让像S先生这样的
患者在失眠的晚上入睡，必然要增加安眠药的剂量。

　　然而，实际情况是就算略微增加安眠药的剂量，也很难达
到预期的效果。在服药后，患者有时能顺利入睡，有时则会一

夜无眠，直到清晨才逐渐入睡。如果想让患者每天晚上都能顺利入睡，医生只能开出大量的强效安眠药。

那么，抑郁症患者能否尝试接受昼夜颠倒的生活呢？实际上，患者在白天不需要服用安眠药就能自然而然地产生睡意，就算需要服药，也只需要服用最小剂量的安眠药。当然，像S先生这样与家属同居的患者需要家属的协助，尝试在不产生负罪感的情况下，过昼夜颠倒的生活。

我发现抑郁症患者在经历一段昼夜颠倒的生活后，会自然而然地恢复正常的生活。不仅如此，他们的抑郁过度、热情减退、陷入悲观等抑郁症的症状也会非常顺利地发生好转。

昼夜颠倒的症状具有重要的意义

由此可知，昼夜颠倒绝非无法解释、随机出现的症状。在和各式各样的抑郁症患者交流的过程中，我逐渐发现昼夜颠倒的症状其实具有重要的意义。

白天是整个社会的活跃时期，人们都要出门上学、上班，进行有意义的活动。在这个时期，抑郁症患者只能独自在家疗养，无所事事。他们本来就因为患有抑郁症而产生了无力感和自我否定的倾向，因此在早晨起床后很容易觉得自己被社会抛弃了，觉得自己是没有价值的。

在晚上，人们的社会活动基本结束，因此抑郁症患者很容易度过夜晚。其间，他们的精神反而不会过于萎靡。

这样看来，抑郁症患者会不会是试图通过在白天睡觉来逃避社会对自己的刺激呢？对他们来说，这样是不是更加容易进行内心的疗养呢？也就是说，昼夜颠倒或许相当于外伤结痂，是为了保护脆弱的"伤口"免受"外部刺激"和"感染"的侵害。

规律地生活就是正确的吗？

在健康的时候，人们是适应社会的，很难注意到自己的状态会随着季节、天气等发生改变。机械地迫使人体节律变得"规律"，在多大程度上违反了生物的自然规律？或许人们有必要认真思考这个问题。

我们必须摆脱现代社会主流的价值观，暂时停下脚步、改变视角，想一想抑郁症及其症状对我们来说具有什么样的重要意义。

坚持"虎头蛇尾"

"我无论做什么事情都无法坚持。"

很多人都会对我诉说类似的烦恼，其中以年轻人为主，尤其是不善于爱自己的人。

在训斥或激励孩子时，父母总是会告诉他们，做什么事情都应该坚持。然而，这句话有时却只能增强孩子自我否定的倾向，完全起不到鼓励的作用。

暂时的动机

在仔细询问那些做事无法坚持的人之后，大家就会发现，他们在某个时期前是能坚持做事的。

可是，他们的动机只是"好孩子式"的顺从和勤勉，而这种动机并不是真正根植于本人意愿的。

当今社会不欢迎试错，因此父母为了孩子能顺利成长，会为孩子铺好前进的道路，希望孩子能走最短的成功路线，成为人生的胜利者。在这种情况下，孩子为了回应父母的期待，会在这种暂时的动机的推动下努力学习，进入"勤勉模式"。

然而，这种模式一旦固定下来，孩子就会在不知不觉中被暂时的动机所控制，从而无法找到自己真正的动机。

筋疲力尽的"骆驼"

暂时的动机的原动力只是头脑出于义务而产生的意志力，以及想要回应身边人的期待的心情，因此在将来的某个时间点，原动力一定会枯竭，人们也就无法再继续坚持。

在第 2 章中，我提到过尼采在《查拉图斯特拉如是说》中讲述的"三种变形"，即将人类在成长过程中的不同状态象征性地比喻为骆驼、狮子和孩子。其中，"骆驼"象征着忍耐、顺从、放弃、敬畏，它承担着重负，总是服从巨龙的命令。

人们因为暂时的动机而做事就相当于"骆驼"听从"巨龙"的命令，一旦开始做事，就算感到痛苦也要坚持，因为服从命令就是"骆驼"的生存方式。因此，暂时的动机可以被称为"骆驼的动机"，而做任何事情都无法坚持的状态可以看成"骆驼"的末期状态，即因为负重前行而筋疲力尽的状态。

找到真正的动机，"骆驼"变身成为"狮子"

不过，"骆驼"不会始终保持这种状态。终有一天，它会厌倦缺乏主体性的服从，产生打倒巨龙的动力，变成呐喊着"我想要"的"狮子"。

取得创造新价值的权利——这是崇敬而能担载的精神最可怕的征服。真的，这于它是一种掠夺和一个凶恶的食肉猛兽的行为。

　　从前它曾爱"你应"为最神圣之物：现在它不得不在最神圣之物里，找到幻谬与暴虐，使它可以牺牲爱以掠夺自由：

　　为着这种掠夺，我们需要狮子。

——《查拉图斯特拉如是说》 尼采

　　如果"变身"顺利完成，人们就能舍弃"骆驼的动机"，重新找回真正的动机。

"骆驼"如何变成"狮子"？

　　那么，"骆驼"实际的变身过程是什么样子的呢？

　　首先，在筋疲力尽后，"骆驼"会逐渐无法完成此前能完成的事情，这种状态就相当于做事无法坚持的状态。

　　接下来，情况进一步恶化，"骆驼"会陷入积极性减退、难以集中精神的抑郁状态，无法再听从"巨龙"的指令。

　　在走投无路的时候，"骆驼"就会变成"狮子"。不过，"狮子"毕竟是经常强取豪夺的猛兽，因此它会以愤怒、焦躁、极具攻击性的状态出现。此时，患者就会将愤怒的矛头指向像"巨龙"一样曾经支配自己的对象。

变回"骆驼"的愿望会造成压力

然而，精神医学将这种极度愤怒的状态称为冲动性亢奋、情绪不稳定，认为患者的情况在恶化。因此，医生很容易以治疗的名义给患者施加压力，希望他们从"狮子"变回"骆驼"。

医生如果不能理解患者焦虑和愤怒的意义，就容易给他们增加镇静药物的剂量或建议他们住院，因此很多患者不得不经历"变身过程"被打断的情况。

可是，"狮子"一旦觉醒，无论被施加多少压力，都无法变回"骆驼"，因此"狮子"会长期处于压抑状态。

变成我行我素的"孩子"

有时，"狮子"的状态会被视为非常危险的状态。不过，这只是"狮子"变成"孩子"之前必须经历的状态。

> 孩子是天真与遗忘，一个新的开始，一个游戏，一个自转的轮，一个原始的动作，一个神圣的肯定。
>
> 是的。为着创造之戏，兄弟们，一个神圣的肯定是必要的：精神现在有了它自己的意志；世界之逐客又取得它自己的世界。
>
> ——《查拉图斯特拉如是说》　尼采

"孩子"象征着天真，喜欢进行创造性的游戏，"孩子"的状态就是人类成熟的状态。"孩子"主张"我本该如此"，代表事物原本的样子。

虽然凶猛的"狮子"看起来非常危险，但是它在人们找回自己（自身的主体性）后，就会自然而然地消失。

适应社会并不是成熟的表现

尼采所说的"三种变化"与我在临床上亲眼看到的众多患者的变化完美契合，这对理解人类走向成熟的过程具有极大的帮助。

在以传统的发展心理学为基础理解人类的成长过程时，人们的认知会停留在"孩子（孩童时期）——狮子（叛逆期）——骆驼（适应社会时期）"的阶段，不再关注后续人类变得更加成熟、充实的阶段。

如果不知道人类还会进入"骆驼——狮子——孩子"的阶段，人们就无法恰当地引导处于"变身过程"中的患者，从而采取错误的应对方式，即在应该推他们一把的时候反而拉住了他们。

医生和患者身边的人不仅要具备专业知识，还要看到人类向更深层次的成熟阶段发展的可能性。

放弃"早日复工"

近年来，经济形势变得严峻，就业形势变得残酷，这种情况会使因患抑郁症等疾病而休假的患者产生强烈的焦虑情绪。

自己并未感到焦虑的抑郁症患者

Y 先生是一家大型制造公司的策划开发组的组长，在半年前被诊断出抑郁症。当时，他处于无论如何都动弹不得的状态，甚至无法在家疗养，于是决定前往疗养院。

在 3 个月之后，Y 先生的抑郁情绪缓解，疲劳和失眠等症状减轻，他想尽早回归职场的心情越来越强烈。由于状态逐渐平稳，他去医院复诊的频率从每周一次减少到两周一次。

Y 先生非常希望回归职场，于是在休假的第 4 个月，他向主治医生提出了自己想复职的想法。主治医生给出了这样的回答："你的状态确实在逐渐变好，不过现在考虑复职为时过早。目前，你不要想太多关于工作的事情，继续疗养一段时间比较好。"

不过，Y 先生并不同意主治医生的想法。

"我已经恢复精力了，有自信能去上班，在家无所事事反而有压力。而且如果我不在，有些项目无法推进……您说我要再等一阵，究竟要等多久呢？"

"我现在还能感觉到你的焦虑，等你不再焦虑的时候，再考虑复职吧。"

"我完全没有焦虑……"

最终，Y先生并没有得到主治医生的复职许可，只能继续在家疗养。可是，他完全感觉不到自己的焦虑，因此一直无法释然。

焦虑一词无法传达的内容

在选择复职时间时，医生和患者总是会产生冲突，这是抑郁症治疗的难点之一。

像Y先生的主治医生这样，以患者仍在焦虑为由拒绝他们立刻复职的请求是很常见的情况。

可是，在很多情况下，患者会像Y先生一样，自己感觉不到主治医生口中的焦虑。他们觉得自己并没有感到焦虑，却被医生指出自己存在焦虑情绪，复职的积极性或许因此受挫。

因此，我们需要找到一个医生和患者都认可的病情诊断方法。

想复职真的是患者的心声吗？

前文提过，头脑就像电脑一样，喜欢使用"必须"和"应该"等话语体系，思考的是应该做什么等。同时，内心控制的是情感、欲求，使用的是"想要"和"喜欢"等话语体系，思考的是想做什么、喜欢做什么等。

在此基础上，"想回归职场"看似属于"想要"话语体系，应该是内心发出的声音。那么，既然患者状态良好，医生就没有必要延后患者的复职时间。

可是，虽然 Y 先生自己没有感到焦虑，但医生和身边的人却能感受到他的焦虑，这种情况是无法用头脑和内心的话语体系来解释的。

那么，我们应该如何看待这种情况呢？

头脑伪装成内心

虽然头脑使用的是"必须"和"应该"等话语体系，但是我在前文还提到过，头脑经常把自己的话语体系伪装成"想要"和"喜欢"等话语体系。

头脑的伪装功能来源于其中的"假心"，如图 9 所示。

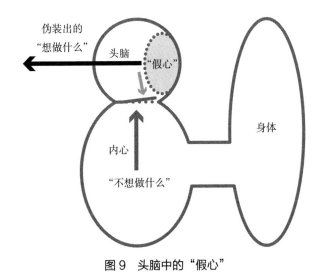

图 9　头脑中的"假心"

其实，"假心"说出的"想做什么"是头脑发出的声音，因此身体不会像在内心说出"想做什么"时那样做出反应。在这种状态下，即使患者嘴上说着"想做什么"，身体也会做出相反的行为，这就会使身边的人感受到患者的焦虑情绪。

按照这种思路进行思考，大家就能理解Y先生想复职的念头了。

患者进入什么状态的时候可以复职？

那么，内心真正想复职的状态，也就是患者真的可以复职的状态是什么样子的呢？

可以说，抑郁症是内心和身体由于厌倦头脑单方面的"独裁统治"，以"罢工"的方式发起的"反抗运动"。因此，患者会果断地对"假心"的指令表现出排斥反应。也就是说，患者就算因为"假心"伪装出的复职愿望而尝试复职，也通常无法长期坚持下去，很可能再次出现无法上班的情况。

当"假心"表现出复职愿望时，如果患者能理解上文描述的头脑的"计谋"，那么随后内心和身体一定会进入彻底休息的状态。在这种状态下，头脑不会否定休息状态，因此患者能安心休养，并且享受休养。

这听起来或许像极端的论调，不过人类这种动物本来就不太可能主动想要工作，工作只是出于义务。但是，在现代社会中，我们最初受到的教育是"工作是理所当然应该去做的事情"，甚至现在我们的社会化已经达到了"认为自己想要工作"的程度。可是，只有头脑实现了社会化，而内心和身体尚未失去自然的本性，并未社会化。

因此，在处于头脑不会多言的真正的休息状态时，人们才能自然地表达出最坦率的想法，即"我真的不想去工作"。

在经过真正的休息后，会发生什么？

在经过真正的休息后，会发生不可思议的事情。

以前让人们感到轻松的休息日和能尽情玩耍的日子逐渐变得无聊，它们好像少了点儿什么，而这就是人类被称为社会性动物的原因。此时，人们会想与社会产生联系，回到社会中生活的愿望自然而然地涌上心头。

这种愿望和"假心"伪装的愿望存在本质的差别。人们自己及其身边的人都能清楚地感受到这种差别，前者会使人进入一种充满生气（精力）的状态。

在实现发自内心的复职愿望后，患者及其身边的人都不会感到不安，而且患者一定能坚持下去。

反过来说，多次复职失败的患者及状态长期无法改善的患者或许是因为在尚未得到真正的休息前就急着回归社会，他们的头脑尚未让内心和身体得到真正的休息。

放弃"战胜抑郁"

通常，现代人在患上某种疾病后，都倾向于认为自己应该与疾病战斗并将其战胜，面对抑郁症时也不例外。

可是，与疾病战斗的思维方式会阻碍抑郁症的治疗。抑郁症患者越想早日痊愈，就越容易认为自己必须战胜疾病，不能输给疾病。讽刺的是，这种想法反而会导致抑郁症久治不愈。

那么，面对这种进退两难的困境，患者究竟应该如何思考呢？

"是我想要痊愈的心情不够强烈吗？"

"一天到晚躺在床上，没有创造出任何价值，我真是没用啊……"

虽然程度不同，但大部分抑郁症患者都会在疗养过程中产生自我厌恶的情绪。

如果运气不好遇到思想传统或不成熟的人，他们还会听到这种言论："你之所以没法痊愈，是因为你想要痊愈的信念不够坚定！"其实，即使没有人对患者说过这样的话，不少患者也对自己有类似的看法。

于是，患者就会给自己贴上"懒惰"的标签，认为自己是因为想要痊愈的信念不够坚定，所以才无法痊愈，最终进一步陷入自我厌恶的情绪中。

想要痊愈的信念是进行治疗的动机，这是最正确的观点，不是吗？从常理来看，确实如此。患者如果自己不想痊愈，就不会接受治疗，因此想要痊愈的信念当然是不可或缺的。可是，在治疗抑郁症时，患者的认知如果只停留在这个层面上，那么很遗憾，他们很可能在某处碰壁，无法继续前进。

"北风"全力以赴的方式存在局限

在现代，西方医学的基本价值观是"疾病是恶，要通过治疗进行驱逐"。如今，不仅是医疗工作者，许多普通人也被这种思维方式深深地影响着。

如果用伊索寓言中的《北风与太阳》进行比喻，那么这种方法就相当于"北风"的方法，即全力以赴去达到目的。然而，这种方法存在的问题是个人越努力，结果越不如人意。

西方医学将疾病当成异物，认为疾病是恶，试图利用药物等"炸弹"将其斩草除根。然而，这种方法存在局限性，就算能暂时驱逐疾病，也无法彻底斩断疾病复发的可能性。

也就是说，这种强制镇压的方法会留下疾病复发的风险。认为抑郁症难治的观点与西方医学的方法论存在的局限性密切相关。

那么，"太阳"的方法相当于什么样的治疗方法呢？

抑郁症包含着信息

在发展和进步的过程中，西方医学舍弃了几个重要的东西，如"疾病蕴含着信息"这一思维方式，以及"症状倾向于将患者引向其所希望获得的状态"这一视角。我们必须直面抑郁症，重拾被舍弃的思维方式和视角。

抑郁症传递出的信息是多层次的，既有简单、易懂的浅层次信息，如"已经勉强坚持了太久，应该好好休息一下"，也有深层次信息，如"需要重新审视个体存在的基础"。而且，每个抑郁症患者的症状传递出的信息千差万别，为了获取相应的信息，医生需要根据每个患者的情况选择合适的治疗方法。

然而遗憾的是，大多数医生都会对患者进行常规治疗，忽略抑郁症传递出的信息，再加上患者自己也没能接收到相应的信息，这就导致不少患者的病情始终无法好转。

尝试运用反向思维看待抑郁状态

长期处于抑郁状态的患者通常都已接受过常规治疗，也进行过足够长的疗养，因此我的治疗会从找出此前被忽略的问题开始。

第一个问题就是欠缺收集信息的步骤，第二个问题则是疗养的质量较低。

对认为应该与疾病战斗的患者来说，他们的内心和身体在疗养时仍与头脑处于对立状态。也就是说，虽然他们想要疗养，但讽刺的是，反而是他们自己主动营造出了强化抑郁状态的内部环境，从而陷入恶性循环。

为了摆脱这样的思维方式，有效的方法是利用反向思维，尝试顺从疾病。

具体来说，顺从抑郁症指对"什么都不想做"的抑郁情绪和积极性减退的状态放任不管。在治疗过程中，我经常告诉患者，为了提高疗养的质量，不要在疗养时责备自己，而要充分地感受抑郁情绪。不过，患者只能暂时顺从抑郁情绪这种基本症状，绝对不能顺从"想死"这种次生症状。

如果一边放电一边充电，那么充电将永远无法完成。自责就相当于放电，患者只有放弃自责的想法，相当于充电的疗养才会起效。在充电真正完成后，内心和身体才会在没有头脑介入的情况下主动产生自然的意愿。也就是说，摆脱自责想法的程度决定着疗养的质量。

笼统地说，现代人的抑郁一定与内心和身体对头脑的过度控制的逆反脱不了关系。面对逆反带来的抑郁症，全力以赴与其战斗的方法只会让病情变得更加复杂。

患者请暂时摆脱一切义务，尽情休息吧。果断地顺从抑郁症是用"太阳"的方法进行疗养的关键，也是得到真正的康复的必经之路。

充分享受"不知道自己想做什么"的状态

在抑郁症真正恶化后，患者将陷入什么都做不了的状态。在这个时期，最重要的是好好休养，不过在休养初期，患者很容易感到自责，导致只有身体得到休息。

在治疗的前半程，缓解自责情绪是一个重要步骤。患者如果能克服这个困难，就能让筋疲力尽的内心和身体进入真正的休息状态，从而逐渐完成"充电"并恢复活力。

可是，不少患者会从这个阶段开始出现新的烦恼。

这个烦恼就是什么都不想做，不知道自己想做什么。就算没有被诊断出抑郁症，不少现代年轻人的心中也都隐藏着这个烦恼。实际上，这是一个普遍存在的问题。

那么，人们为何什么都不想做呢?

人类本来是一种充满好奇心的动物。通过观察小孩就能发现，他们是令人怀念的人类原型。小孩什么都想知道，什么都想尝试，没有一刻能保持安静，这就是内心和身体自由存在的状态。

可是，在受教育的过程中，孩子越来越社会化，他们的头脑逐渐认可了很多应该做的事和不能做的事。遗憾的是，很少有人能保持与生俱来的好奇心，正视自然涌现的欲望。在大多数情况下，人们会被教化成自制力强且能认真完成各种任务的人。于是，人们便进入了头脑对内心和身体实施"独裁统治"的状态。

在日常生活中，现代人通常会接受头脑的"独裁统治"，即控制自己真实的欲望，压抑或无视内心和身体的声音。

我在上文中已经多次提到，简单来说，抑郁状态就是内心和身体忍受不了头脑长期的"独裁统治"而决定"罢工"的状态。因此，内心和身体当然会优先以"什么都不想做"的方式进行抗议。

倾听沉默的内心

内心和身体的"罢工"会让头脑的"独裁统治"受到威胁，导致头脑不得不倾听内心和身体的声音。

于是，头脑会向内心和身体发出"你究竟想做什么"的疑问，然而内心和身体无法做出任何回答，因为这个问题是不恰当的。

内心和身体长期受到头脑的压制，不被允许发声，于是在此过程中发生了退化。因此，如果想让内心和身体重新活跃起来，必须再经历一次相当于幼儿自我意识觉醒的过程。

在 2 岁左右，幼儿的自我意识开始觉醒，他们会对父母的所有指示说不。父母说去睡觉，他们就回答我不睡；父母说别睡觉，他们就回答我要睡。这是幼儿处于叛逆期的典型行为，也是自我意识原始的表现形式。

在这段时期，幼儿只有一个想法，那就是不想遵从指示，因此他们的想法通常缺乏一贯性。不过，在度过叛逆期后，幼儿的想法就会逐渐呈现出一贯性，他们也将进入能准确地表达自我主张的阶段，也就是"我想做什么"的阶段。

对抑郁症患者来说，被迫退化的内心和身体在休养初期会处于类似幼儿叛逆期的状态。在这段时期，内心和身体会对头脑的一切指示说不。因此，这时就算询问内心和身体想做什么，也不会得到任何明确的答案。

不想做的事情逐渐减少

不过，在经历不管不顾地说不的状态后，内心和身体会逐渐缩小反抗的范围。也就是说，患者会逐渐从抗拒一切社交和外出，变成厌恶、抗拒特定的人物、地点和情境。

正确识别这个变化过程是抑郁症治疗的重点之一。

以无法上班的抑郁症患者为例，有些患者会因为觉得公司的制度或管理有问题，所以对公司产生抗拒反应；有些患者会因为曾在特定的人际关系中受过伤害，所以拒绝回到公司这个发生伤害事件的地点；有些患者则无论如何都无法适应自己的工作。此外，有些患者存在严谨、克己的性格倾向，这导致工作效率低下，无法完成既定的工作目标。

在治疗初期，这些问题很难被发现，医生只有一边观察患者一边认真与患者交流，才能发现它们。

人们常说，不要在抑郁状态下做出重要的人生决定，这是因为如果在抗拒反应的发生范围还没有缩小的时候做出决定，自己可能将本不重要的环境因素错认为是问题的核心。

不想做和想做是一体两面的

在缩小不想做的事情范围后，患者真正不愿意放弃的事情就会像胶片上的反色一样显现出来。

每个人都有绝对不能妥协的事情，这些事情就像树干一样；除此之外，那些能适当妥协的事情，则像树干周围的枝叶一样。

锁定不想做的事情就相当于锁定患者真正不愿意放弃的事情的对立面。如果继续做不想做的事情，患者就会不断地背叛内心和身体，从而再次导致内心和身体进行反抗。因此，如果患者在回归社会后继续做不想做的事情，病情复发就是不可避免的结果。

重要的是，以患者不想做的事情为线索，探寻患者内心真正想做的事。

由于受到头脑的长期压制，内心和身体最初发出的声音非常微弱，它们大多会通过无意识行为表现出来，或存在于隐约的想法中。因此，一旦追求明确答案和世俗功利的头脑介入，内心和身体的声音就会被掩盖。

医生必须足够尊重患者因内心的坚持而做出的拒绝，并仔细倾听拒绝背后的原因。为了帮患者找到回归社会的正确方向，这是不可或缺的第一步。

心灵小课堂：夏目漱石的方法
——从没有自我的空虚状态中逃脱出来

在上一节中，我提到了不知道自己想做什么的烦恼。实际上，现代人所患的抑郁症与自我实现密切相关，因此自我实现是一个不可忽视的重要主题。

不过，这并不是一个只有现代人才会遇到的新主题。自古以来，只要是试图自我觉醒，希望以自己真正的样子生活的人，都会不可避免地遇到这个重要的主题。

我想用与上一节不同的切入点，分析我们应该如何找回失去的"主体"。基于此，我将以曾经直面烦恼并摆脱烦恼的代表性人物夏目漱石为例，详细地进行讲解。

夏目漱石感受到的空虚

> 我知道，既然生在这个世上就必须干点儿什么，但是干什么好呢？却是一点儿主意也没有。我像迷失在雾里的孤独人一般，呆立在原地不敢动弹。
>
> ——《我的个人主义》 夏目漱石

夏目漱石在年轻时就感到空虚，不知道自己想做什么。

他虽然在大学专门学习英国文学，但是仍然觉得自己完全不了解文学。在毕业后，他顺其自然地成了一名教师，可是却对工作完全提不起兴趣。就这样在苦闷中度过了一段时间后，他突然接到日本文部科学省的命令，前往英国留学。那一年是明治三十三年（1900 年），夏目漱石时年 33 岁。

在陌生的异国他乡，夏目漱石的空虚感非但没有消失，反而与日俱增。无论读多少本书，在伦敦街头徘徊多久，他的心情也完全不能变得舒畅。最终，夏目漱石出现了严重的神经衰弱，也就是进入了现代人所说的抑郁状态。

可以说，夏目漱石出现神经衰弱的过程是现代人患上抑郁症的典型过程。

在面临升学和就业时，人们通常没有特别想做的事情，于是会懵懂地做出随波逐流的选择。这样一来，人们虽然能完成相应的学习和工作，但并不会有特别的成就感。日复一日，突然在某个时刻，人们的心中浮现出一串疑问。

"我究竟在做什么？"

"这是我想要的生活方式吗？"

"为什么我必须工作或学习？"

随着时间的推移，这些疑问对人们的影响越来越大。最终，人们在某一天变得无法行动。

什么是他人本位？

在伦敦留学 1 年后，夏目漱石心中的忧郁和苦恼终于达到顶峰。此时，他发现了一件重要的事情。

到现在为止，他一直信奉他人本位，这或许就是自己感到空虚和不安的根本原因。

　　好不容易才发觉，我到现在为止一直在信奉他人本位，自己像无根的浮萍一样，飘飘摇摇，终究不行。这里的他人本位，指请别人喝自己酿的酒，听他进行品评，并以这个品评所定的是非为是非来模仿别人。……况且，在那个年代，只要说这是西方人说的，那么人们就会不管不顾地盲从，还自以为神气得很。因此，随便排列的片假名，向别人大肆吹嘘、洋洋自得的人比比皆是，实在无聊之至。……总而言之，说那是囫囵吞枣也好，说那是机械式的知识也好，反正那不是有血有肉的东西，而是把别人的话当成自己的观点重复一遍，毫无生气，也毫无新意。然而，即使是这样的时代，大家依旧给予夸奖。

　　　　　　　　　　——《我的个人主义》 夏目漱石

在大正三年（1914 年）发表的演讲中，夏目漱石对他人本位的含义进行了阐释。时至今日，他的观点也完全没有过时。

"随便排列的片假名""囫囵吞枣"和"机械式的知识"，这些说法放到现代依然完全适用。而且，如今囫囵吞枣地大量填塞机械式的知识这一情况比那个时代的更加严重，可以说当今社会依然在孜孜不倦地制造信奉他人本位的人。

在现代，信奉他人本位依然是导致抑郁症的重要原因之一。

摆脱他人本位，找回自我本位

在意识到自己的根本问题是信奉他人本位后，夏目漱石认为摆脱空虚的关键就是找回自我本位。也就是说，不再依靠从外界盲目地、囫囵吞枣地接收机械式的知识和价值观而活，而是仔细地斟酌、咀嚼接收到的信息，使心中长出"自己的血肉"，在此基础上活出生动的自己。

> 自从把自我本位紧紧地掌握在自己手中后，我变得比从前更加强大，拥有了"他们算得了什么"的气概。……我的忐忑不安完全消失了，我已能带着轻松的心情纵目四望阴郁的伦敦。
>
> ——《我的个人主义》 夏目漱石

由于自我本位意识的觉醒，夏目漱石逐渐找到了自己的主体性，摆脱了抑郁状态。同时，这就是作为作家的夏目漱石诞生之时。

这种觉醒并非只有夏目漱石才会经历，真正摆脱抑郁症的人都曾在某个时间点经历过自我本位意识的觉醒。

夏目漱石留下的信息

在克服神经衰弱并从他人本位到达自我本位后，夏目漱石向下一代生气勃勃的年轻人说出了下面这番热诚的话语。

啊，这里有我前进的道路！我好不容易才掘出了这条路！当这样的感叹从内心深处呐喊出来的时候，你心上的那块石头才会落地吧？……如果途中有因遇到雾霭而懊恼的人，我想，无论付出多么大的牺牲，他也应该挖掘到矿床之处才住手。……因此，如果在座的各位得了这种病，我非常希望他能勇敢地前进。如果走到那里，他就会发现事实上这里才有自己落座的地方。我认为，这样才能使自己获得终生的自信，并从此安下心来。

——《我的个人主义》 夏目漱石

在百年后的今天，夏目漱石这番热诚的话语依然能在我们的心中激发出鲜活、强大的回响。

以前，人们追求的是自我探索和自我实现。然而，不知道从什么时候开始，这两个词变成了所谓的陈词滥调，甚至似乎带上了贬义。与此同时，"并不存在真正的自我"和"自我探索是无用的"等浅薄的观点反而被广泛认同。

在此，我们暂且不讨论人们为什么会对自我探索和自我实现产生负面印象。哪怕时代在变化，夏目漱石口中的"找回主体性和到达自我本位"的重要性也并不会轻易下降。

如何找回自我是事关人类生死的重要本质问题，绝不是"不存在"或"无用"的。

不仅是抑郁症患者，任何人在丧失主体性时都不能忘记，我们的烦恼中隐藏着有助于找回主体性的重要信息。

如今，追求快节奏的生活成为主流，人们仅将烦恼当成某种症状，想立刻将其消除。我认为，我们都有必要认真聆听夏目漱石留下来的真挚话语。

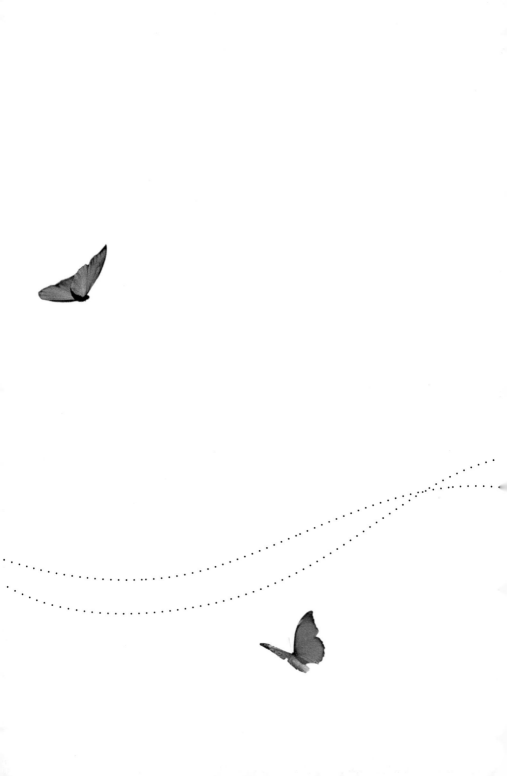

第 6 章

如何避免抑郁症复发？

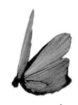

"僵尸化"在现代人中蔓延的现象

> ……有些年轻人没有梦想，没有梦想的年轻人是悲惨的。没有时间做梦、容不得上帝插手、没有工夫感受兴奋的人无法获得充实的人生。有些人忘记了笑容和欢乐，失去了感受伟大和震惊的能力，他们像僵尸一样，心脏已经停止跳动。
>
> ——《与青年的集会》 弗朗西斯科

时隔38年，弗朗西斯科再次来到日本，他在面向日本年轻人的演讲中发问："像僵尸一样心脏停止跳动的人是否越来越多？"根据我的临床感受，我的回答是肯定的。可以说，这段发言尖锐地指出了现代年轻人心理问题的本质。

然而，现代年轻人的"僵尸化"并不能用内源性抑郁症中精神倦怠的症状来解释。

大部分内源性抑郁症患者原本不会对事物提不起兴趣或者欲望，只会在抑郁症发作的时候才出现精神倦怠。他们意识到这是一种异常现象，并因这种突如其来的变化而感到无措、痛苦。

不过，现代社会中的"僵尸化"现象指人们在青少年时期就逐渐出现精神倦怠，而在成年后，精神倦怠已经成了深入骨髓的慢性症状，因此不少人并不会对这种症状产生很强的生疏感。

未来的梦想是变得轻松

近年来，由于重视子女教育的父母将自我实现的愿望转嫁到孩子身上，很多孩子从小就不停地穿梭于各种学习班和特长班，在小学高年级或初中时期就已经完全陷入精神上的疲劳和困倦中，处于一种精力耗尽的状态。

如果让初一的学生描述未来的梦想，不少学生会回答："变得轻松"。可以说，这是人们从 10 岁出头就开始"僵尸化"的显著表现。对这些学生来说，他们的义务就是满足以父母为首的身边的人提出的要求，因此他们当然希望尽早摆脱这种义务，希望尽早变得轻松。

真正的活力一定是在主动产生兴趣后自然而然出现的，而不是由于服从别人的命令或回应别人的期待而出现的。而且，对孩子而言，父母是与其不同的独立个体，也就是"他者"，因此父母对孩子的期待本质上不过是父母自私的欲望。父母能做的只有挖掘孩子的天分，间接地帮助他们发挥天分，最重要的就是默默地在一旁守护孩子的成长。

可是近年来，越来越多的父母无法将孩子和自己分开，在孩子尚未长大的时候，打着"为你好"的旗号，试图让孩子领先于同龄人，于是强迫孩子进行各种各样的学习，这甚至逐渐变成了一种理所当然的教育方式。而且，由于对孩子的过度干涉不断蔓延，社会上甚至出现了一种异常情况，即高考考点出现"家长等待室"，就连大学都在迎合这股糟糕的风潮，真是令人叹息。

于是，在父母的压迫下，不能说不的孩子在青少年时期就形成了被动性的心理状态。这是因为，年幼的孩子无力反抗父母，服从是在父母身边生存下去的唯一方法。

然而，正如我在前文中提到的那样，如果不能说不，人们就会逐渐无视自己内心的声音，最终变得不知道自己究竟想做什么。因此，我认为被动性的心理状态正是导致没有梦想的"僵尸人"出现的原因。

"进取心与积极性的时代"走向终结

除了对孩子进行过度教育的问题之外，我们还应该关注造成现代年轻人"僵尸化"的另一个重要原因，那就是我们正在迅速进入难以找到生存意义的时代。

自古以来，人类就一直在改正各种各样的缺点和不足，只要得到一点儿满足，就能积极地朝着那个方向努力。以衣食住行为首，加上和平、安全、稳定、舒适、娱乐等，这些方面的状况只要有一点儿改善和提高，人们就会朝着那个方向继续努力。我将人类按照这样的行为原则采取行动的时代称为"进取心与积极性的时代"。

在"进取心与积极性的时代"，很多人将改正自身的缺点和不足作为生活目标，为此努力，并在此过程中找到自己的人生价值。有目标和方向的努力可以清楚地看到努力的进程，因此这能成为一种激励，让人们感到努力是有价值的。

可是，从 20 世纪末开始，随着信息化和技术的高速发展，以及全球经济的不断扩张，世界开始发生翻天覆地的变化。严格地说，并非整个世界都发生了同样的变化，不过至少以发达国家为首的部分国家已经出现了物质上富裕、生活上便利及周围充斥着巨大的信息洪流这些情况，它们都对人们的生活产生了极大的影响。

也就是说，"进取心与积极性的时代"在不知不觉中即将走向终结。可是，大多数经历过这些变化的人依然保持着进取心与积极性。

不过，被称为"数码原住民"的年轻一代从小就生活在便利和富足的现代社会中，因此并没有需要刻意追求的目标，即没有能唤起他们的积极性的目标。如此一来，在面对生存价值这种本质的问题时，现代年轻人与上一代人之间就会出现巨大的代沟。

在保持着进取心与积极性的一代人成为父母、老师和领导后，他们就会按照自己的想法主导社会的发展方向。他们难以理解年轻人提出的"应该如何追求生存的意义"这样的问题，因此年轻人说出的话通常会被忽略。

年轻人无论多么努力地倾诉没有动力的痛苦，都只会得到一声呵斥，被批评缺乏进取精神。可是，年轻人确实生活在缺乏进取精神的环境之中，这些批评只会让他们更加茫然，变得不知所措。

生活的意味

年轻人生活在当下这种环境中，自然会产生越来越多的处于存在主义层面的苦恼，如"活着有什么意义"和"人有这么多烦心事，究竟为什么要继续活着"，因为他们既找不到合适的努力方向，也看不到可以模仿的榜样。

不过有一点必须注意，虽然他们嘴上在问活着有什么意义，但其实他们追求的或许不是意义，而是意味。年轻人通常会感叹找不到想做的事情和没有目标，可见他们是在追求生活意味的价值观下问出了"活着有什么意义"这个问题。

在学校时，他们经常听到"要过一个有意义的暑假"之类的话，而这句话的真正含义是"要过一个值得被记录在日记中的暑假"，为此他们需要在暑假中做一些事情、去一些地方。也就是说，这句话中的"意义"是肉眼可见的加分项，是有实效性地、合乎目的地做事。

不过，大家必须注意，这种追求意义的价值观正来源于进取心与积极性。

因此，在很难养成进取心与积极性的现代，年轻人无论多么努力地追求生存的意义，都无法找到真正的答案。

那么，生活的意味究竟是什么呢？

请大家注意"意味"这个词。

这个词用到了"味"这个字。味指品味，它不指做出某些合乎目的的行为，而指类似突然抬头眺望天空中的云彩，从风中感受季节的变化这种兴之所至才能使人品味生活的行为。

这通常是人类与生俱来的天赋。可是在现代，孩子从刚出生开始就会被社会和周围的成年人用"有意义"的方式进行培养。在天真地玩耍时，他们会被"你长大后想干什么"这种俗气的问题打扰；在尚未分清左右的时候，他们就会被送进绘画课、体操课、音乐课、英语课、游泳课和数学课等课堂。我认为，这股风潮反而掐掉了孩子们感性的萌芽，导致他们无法从容不迫地感受生活的意味。

感受此时此刻

我想，大家应该经常听到"活在当下"这句话，其实这正是品味生活的另一种说法。

意味指存在于此时此刻的、刹那间的经历。实际上，追求意义的生存方式是一种为了将来而牺牲现在的生存方式，尽管这听起来很极端。当然，为将来做准备对人类来说是很重要的。不过，人们如果过于注重将来，就很容易本末倒置，变得不知道究竟什么时候才能开始真正的生活。为升学做准备，为就业做准备，为结婚做准备，为孩子的未来做准备，为养老做准备……等回过神来时，虽然我们已经做好了充分的准备，拥有了足够的积蓄，但用于享受生活的能量已经枯竭。如今，这种本末倒置的情况随处可见。

用第 1 章中的图 1（参见第 3 页）来解释的话，我们的头脑负责像电脑一样运行，面向的是过去和未来。也就是说，头脑是分析过去、预测未来的"机器"，无法将焦点对准现在。当头脑对现在进行分析时，现在已经成了过去。

不过，我们的内心和身体并不会因为分析而产生延迟，可以立即对现在做出反应。遵循自然的内心和身体能使我们体会到生活的意味，从而与分析意义、制订计划的头脑形成对照。

因此，追求生活的意味的真正方式是以内心和身体为核心，在生活中感受此时此刻。

带着存在主义问题生活

寻找食物、躲避危险生存下去、通过繁殖留下尽可能多的后代，这些都是基于动物的本能做出的行为。因此，我们无法克制头脑追求意义和为将来做准备的倾向。不过，人类和其他动物不同，我们可以品味生活。

也就是说，人类同时拥有头脑、内心和身体的特质，既会像其他动物一样追求意义，也会忍不住探寻生活的意味，这就是人类无法摆脱存在主义问题的根本原因。

就像西西弗斯一样，人们会因为做没有目的的事情、徒劳无功而感到痛苦。可是，如今追求目的的"进取心与积极性的时代"面临终结，我们需要面对的是从追求意义到追求意味的重大意识变革。

意味需要通过感受并品味事物的"质"才能得到。此前，人们一直在头脑的"独裁统治"下追求肉眼可见的量化目标，从而得到意义上的满足，并没有真正体会到生活的意味，却在某种程度上蒙混过关。可是，如今意义与意味的替换越来越难，我们终于进入了不得不追求生活的意味的时代。

　　因此，我们不能再像以前那样只追求意义而轻视存在主义问题。实际上，存在主义问题最能体现人性的烦恼。重要的是，我们不要受到"进取心与积极性的时代"的影响，也不要站在动物性的角度上嘲笑这种烦恼，而要以拥有这种烦恼为傲。

活在当下

惊恐障碍患者会突然产生强烈的焦虑，同时伴有心悸、气短、出冷汗、呕吐等症状（惊恐发作）。和抑郁症一样，惊恐障碍也成了很多现代人的烦恼。

在第一次惊恐发作后，很多人会认为自己的身体出现了问题，于是去内科等科室就诊，然而在检查后依然找不到导致身体异常的特定原因。

近年来，惊恐障碍和抑郁症的分界线非常模糊，既有同时被诊断出惊恐障碍和抑郁症的患者，也有最初被诊断出惊恐障碍，后来逐渐出现抑郁症的症状的患者。

为什么会出现焦虑情绪，担心自己会死?

在日本，惊恐障碍曾被称为焦虑性神经症，典型的惊恐发作曾被称为急性焦虑发作。从名称上可以看出，惊恐障碍最大的特点是患者会出现强烈的焦虑。

这种焦虑大多表现为担心自己这样下去可能死亡，而且由于这种焦虑无比强烈，患者还会出现预期焦虑，即担心惊恐发作会再次突然出现，这给患者的生活带来了各种各样的不便。

那么，为什么患者会因认为自己可能死亡而焦虑呢?

在分析抑郁症时，我提到过"疾病是从人体内部出现的，为了向患者传递某种信息"及"疾病通过核心症状将患者引向更加自然、更加令人满意的状态"的观点。现在，请大家尝试根据以上观点来解读惊恐障碍。

神奇的是，你会发现惊恐障碍的意义在于让患者知道自己可能死亡。

这究竟是怎么回事呢？

记住人终有一死

在古拉丁语中有一个警句，即"Memento Mori"，意思是"记住人终有一死"。

古罗马哲学家马可·奥勒留用下面这句话表达过同样的意思。

> 不要像是能活一万年地生活。死神正窥视着你。
>
> ——《沉思录》 马可·奥勒留

这些警句告诉人们，如果忽视死亡的存在，就会忘记有限的生命是多么宝贵。

就像人们在失去空气的时候才会意识到空气的重要性，在大米不足的时候才会关注到大米一样，人们在直面死亡的时候，才不得不反思自己的生活方式。也就是说，死亡对我们提出了一个严肃的问题："现在的生活方式可以让你在死亡时不感到后悔吗？"

我认为，如果在惊恐发作时感觉自己可能死亡的焦虑存在意义，那么它应该是在传达"Memento Mori"的意思。因此，我会对惊恐障碍患者传达我的观点。事实上，大部分患者在听后都会恍然大悟，仿佛找到了什么线索。

为什么患者容易在地铁上出现惊恐发作?

乘坐在地下行驶的地铁时患者格外容易出现惊恐发作和预期焦虑，然而乘坐在地上行驶的出租车时患者则相对不易感到焦虑。

这是因为，地上和地下的闭塞程度不同，患者对于"能否在想下车的时候随时下车"这一问题的回答也不同，这些都会极大地影响他们的焦虑程度。

患者已经在生活中感到闭塞，仿佛正走在无法随时离开的轨道上。在这种情况下，当患者处于闭塞的真实环境中时，他们就会感到心理上和环境上的双重闭塞，出现惊恐发作。

收获今天

根据那个古拉丁语警句，我联想到的是一个拉丁语诗句"Carpe Diem"。这是古罗马诗人贺拉斯留下的一句诗，意思是"收获今天"，也就是活在当下。

生活在现代社会中的人们常被要求为将来做准备，身边充斥着不得不牺牲当下生活的情况。当然,只要生活在现代社会中,这在某种程度上是无法避免的。不过,当人们心中的"天平"过分倾向于为将来做准备时,内心和身体就会"敲响警钟"。

头脑这台电脑擅长模拟,会在分析过去的基础上预测未来。为了让将来变得更好,头脑就算牺牲现在也要为将来做准备。

可是,遵循自然的内心和身体重视的是现在,因此不愿执行头脑发出的"牺牲现在"的指令。如果头脑制订的计划说服力很强,内心和身体会在一定程度上妥协,然而妥协终究是有限度的。

为将来做准备的价值观的陷阱

虽然牺牲现在是为将来做准备,但如果人们每天都感受不到活在当下的满足感,内心和身体迟早会对头脑"诉诸武力"。所谓的"诉诸武力"有时会以惊恐障碍的形式出现,有时则会以抑郁症的形式出现。

在此基础上,如果头脑依然一意孤行,内心和身体就会让人患上严重的身体疾病。那时,人们将不再只是收到"记住人终有一死"的提醒,而会面临真实的死亡风险。也就是说,当内心和身体象征性地发出提醒信息时,这种信息会以心理问题的形式出现,而当只有真实的警告才能被感知时,这种信息就只能以身体疾病的形式出现了。

如今，牺牲现在为将来做准备的想法被认为是踏实、正确的，甚至已经上升到被整个社会赞美的高度。可是，请大家不要忘记，虽然为将来做准备看似是正确、合理的价值观，但其实它是以牺牲现在为代价的，存在危险的一面。

日本人普遍以坚韧、禁欲和勤勉为美德，通常会因重视当下的想法产生罪恶感。可是，为将来做准备的想法其实源于贪念，寄希望于总有一天会实现梦想很可能导致宝贵的人生被浪费。

古老的警句"记住人终有一死"和诗句"收获今天"对现代人来说绝非无用。从古到今，无论在任何地方，人们只有聚焦于此时此刻，才能真切地感到自己活在这个世界上。

不再只为补充能量而进食

饮食是人们生活的基础，饮食情况如实地反映了人们的生活情况。

在治疗抑郁症时，通过详细地了解患者实际的饮食情况，医生可以发现其能象征性地反映出患者陷入抑郁症的原因。

让我们从饮食情况出发，来思考现代人容易出现抑郁症的原因。

长期吃同样的食物

——我每天中午都吃同一种面条。

——我每天早上都在同一家餐厅吃同一种早餐套餐，中午总是在固定的几家饭店中选择一家吃饭，晚上则一直在吃便利店售卖的便当。

让我没有想到的是，很多人都会长期吃同样的食物。

对过着这种饮食生活的人来说，他们吃饭就像给汽车加油。他们认为思考每顿饭吃什么太过麻烦，因此他们的菜单是固定的。

动物的一大特点就是即兴性，而固定的饮食则彻底失去了即兴性，成了没有"生命"的饮食。而且，选择这种饮食生活的人们吃的大多是冷藏食品或冻干食品。

可是，人类吃饭不能只是为了补充能量和营养。世界上之所以存在所谓的"灵魂食物"，是因为有些食物虽然营养成分相同，但是在制作过程中的用心程度却不同。也就是说，食物是否拥有"生命"取决于它们是如何被制作出来的。

长期吃没有"生命"的食物却习以为常，这相当于在不知不觉中接近机械性的死亡状态。

人类的身体不能用加减法计算

——为了健康，我每天必须吃某种食物。

——我要用营养补剂补充容易缺乏的营养成分。

这些言论看似很有道理，然而这样吃饭却并不一定能实现预期的目标。

它们的问题在于盲目地相信计算，只考虑加减法，简单地认为要补充缺乏的营养成分，不摄入过多的营养成分，这种"每天必须"的做法忽略了动物的即兴性，将人们束缚在了固定的饮食习惯中。

我认为，这种思维方式之所以广泛传播，或许是因为西方医学的基础就是简单的计算，而现代营养学效仿西方医学的思维方式提出了相同的理论。

大家必须注意，这种思维方式将有生命的人当成了机器，将人体部位当成了零件，它是基于人类没有生命的视角形成的。

基本上，动物都能在一定程度上独立合成自身需要的营养成分，因此食草动物不会缺乏蛋白质，吃素的和尚也不会营养失调。

举例来说，患者在被内科医生诊断出糖尿病和肝功能障碍后，需遵医嘱限制饮食。然而，患者因限制饮食而压力倍增，最终导致治疗不顺的情况并不罕见。实际上，我见过好几个这类患者在开心地吃自己真正想吃的食物后彻底痊愈，尽管按照内科医生普遍的思维方式来看，这种事情是不可能发生的。

当然，这种例子并不多见。我想表达的重点是，在只考虑"量"的计算中导入重视"质"的观点，关注患者真正想吃的东西和是否真正吃得开心，可以打开患者闭塞的心门。

如果将人体看成机器，只关注计算，那么我的建议看起来是不符合常理的。可是，不顾及人类的想法和心情，只根据加减法思考问题，问题是不是更加严重呢？

我认为，医生应该关注患者包括精神生活在内的全部生活，并在此基础上分析患者为什么会出现身体疾病。如果只对患者进行千篇一律、机械化的饮食限制，治疗过程很可能不会顺利。

因认为某种食物对身体好而盲目试吃

——这种食物对身体好，你尝一尝吧！

如今，这种推荐食物的方法并不少见，我们可以看出现代人的饮食以头脑为主导。

某种食物对身体好是基于营养学知识做出的价值判断。可是，营养学是一门"将人当成机器"的学问，缺乏即兴性、灵活性，并未将人当成拥有生命的动物来看待。

如果想在真正意义上对身体好，依据的不是头脑中的知识，而是内心和身体自然而然出现的食欲。它们会结合当天的自身状况，准确地告诉我们现在需要什么食物。

内心和身体自然而然出现的食欲不会是每天都想吃同样的食物，也不会是想过多地吃某种特定的食物。举例来说，在天冷的时候，内心和身体会想要温热的食物；在天热的时候，内心和身体会想要冰凉的食物。也就是说，人体的感觉具有平衡性。

哲学家尼采曾经说过下面这段话。

> 我的兄弟们，在你们的思想和感觉背后，存在着一位拥有无比强大的力量的领袖，一位不为人熟知的圣人——那就是"自己"。它就居住在你的肉体里，它就是你的肉体。
>
> 隐藏在你肉体内的理智要多于你的最高智慧当中的理智。
>
> ——《查拉图斯特拉如是说》 尼采

也就是说，我们的身体做出的判断远比头脑的理智更加值得信赖。

相信美味

在面对需要的食物时，味觉和嗅觉会使我们对其产生"好吃"或"很香"的感觉。

举例来说，在感冒时，有的患者需要每隔半天到一天喝一次中药，间隔的时间随着身体状态的好转而改变。在刚感冒时，患者会觉得适用于感冒的急性阶段的药物（如葛根汤）很好喝，不过在度过这一阶段后，患者就不会觉得它好喝了。也就是说，哪怕是完全相同的中药，患者对它的感觉也会随着身体状态的好转而产生动态变化。

这种现象适用于所有食物，食欲会准确地用"想吃"的感觉告诉我们身体需要什么食物。在吃完相应的食物后，身体就会因为满足而感到开心。

不过，当头脑发出虚假的食欲信号时，真正的食欲就会受到干扰，我们可能产生"我喜欢吃某种食物""不吃它有点儿可惜，还是吃掉吧""因为它很贵，所以要趁现在吃掉"等想法。笼统地说，看透这种虚假欲求的技巧就是注意其中是否混入了非生理性要素，如刻板印象、情绪波动和人际关系等。

所谓的对身体好的食物其实对身体不好

除了以上问题之外，现代人的饮食生活还存在很多其他问题，不过所有问题的本质都是相同的，那就是没有让内心和身体主导个人的饮食生活，反而盲目相信营养学知识，让头脑决定要吃什么食物。

我们必须明白，那些束缚我们的特定的知识和习惯无论看起来多么正确，对人类这种拥有即兴性和能动性的动物来说，它们都绝不可能是永远正确的。

如果电视上宣传某种食物对身体好，这种食物在市场上就会供不应求。可是，在某种意义上，来自大自然的食物或多或少都会对我们的身体有好处，只不过有些好处尚未被科学家们发现而已。科学并不先进于人类，而是远落后于人类，一直在跌跌撞撞地前进。因此，被片面的知识蒙蔽双眼，忽视即兴的食欲，一直吃同一种食物，这种行为是非常有害健康的。

重要的是，我们每天都要客观地倾听自己的身体对食物的需求。也就是说，我们要感受自己现在是否想吃食物，以及想吃什么食物。

能听到内心发出的声音，意味着头脑连接内心的"盖子"处于打开状态，此时无论是在精神上还是肉体上，人类都保持着最自然、最理想的状态。

对人类来说，包括抑郁症在内的不健康状态都是头脑的"独裁统治"导致其无视内心和身体的需求而引起的。饮食生活是日常生活的基础，人们只需要做到满足自己的食欲这件小事，就能逐渐地让自己恢复健康，达到自然的协调状态。

允许自己无所事事

在现代社会中，人们做任何事情都讲究效率优先，就连通勤时间都被视为学习知识的宝贵时间。

不知道从什么时候开始，重视经济效益和经济效率的价值观与"时间就是金钱"的观念相互结合，使人们认为生活应该一直过得有意义。

只有"做事"才有价值，"不做"就是无所事事、浪费时间，这种观念成了导致现代人过劳的精神土壤，而过劳最终会引发抑郁症。就连在抑郁症治疗中不可或缺的疗养阶段，患者都会因为什么都不做而产生罪恶感和焦虑。

从幼年时期开始的强迫性时间管理

在询问前来咨询的就诊者从幼年时期开始的经历时，我经常会听他们提到自己需要上很多课外班，没有空闲时间，日程被安排得满满当当，他们甚至连和朋友玩耍都需要事先征得父母的同意。

在幼年时期，很多人都会被父母告知每天都要做有意义的事情。他们被剥夺了无所事事的权利，后来就逐渐养成了这种习惯，就连他们自己都会在日程一片空白时感到不安。

在求学阶段，学生就连在放假期间都有义务制作日程计划表，他们认为只有认真地完成计划才算是度过了一个有意义的假期。

在进入社会后，人们随处都能听到"空闲时间应该用来提高能力，要过得有意义"的说法，职场上也形成了时间管理越来越严格的风潮。

正因如此，什么都"不做"、无所事事地度日被认为是有问题的，然而用"做事"来消磨时间却很少被认为是有问题的。而且，做人们眼中有意义的事情，就容易得到正面评价，因此人们对"过有意义的生活"这种观念没有产生任何疑问，这种趋势也不断强化。

抑郁症是对"有意义"的反抗

之所以说人类的头脑类似电脑，是因为它是以提高效率、通过模仿获得成功为目标进化而来的。因此，制订计划是头脑擅长的事情，保证人们执行计划的意志力也来自头脑。

在机械地处理信息的基础上，头脑具有重视可量化的事物（也就是肉眼可见的事物）的特性。因此，在衡量自身价值时，头脑会以效率为标准进行评判，思考自己做了什么事，达成了什么成就。

可是，人并不是生产机器，因此对人类来说，必须一直高效工作的观点是违反自然的。

与头脑违反自然的思维方式相对，内心和身体保留着作为动物的自然的思维方式。因此，当头脑要求内心和身体过度追求效率去做有意义的事情时，内心和身体就会难以忍受，在某个时刻开始反抗。

反抗就是做对方最讨厌的事情。

因此，既然头脑追求效率，一直强迫内心和身体做有意义的事情，那么内心和身体最好的反抗就是进入没有效率、什么都不做的状态。

在抑郁状态下，人会意志力减弱、注意力不集中，从而导致工作效率明显下降，而且会伴有强烈的倦怠感，感受不到任何事物的价值，这正是内心和身体在被当成生产机器的情况下进行激烈反抗的状态。

暴食症同样是对"有意义"的反抗

在现代抑郁症患者中，不少患者同时患有进食障碍。

进食障碍包括厌食症和暴食症，不过患者基本不会只患有其中一种疾病，大多数患者会先出现厌食症的症状，后来逐渐出现暴食症的症状。

大家或许不会想到，进食障碍患者通常都有一个共同特征，那就是自制力强，因此他们能坚持实行大部分人会中途放弃的、非常困难的减肥方法。实际上，很多患者都是由于减肥才患上了进食障碍。

其实，人体已经具备完美的进食机制，内心和身体会以食欲的形式提醒我们应该吃多少食物。当头脑在经过计算后强制介入这个机制，试图命令内心和身体采取减肥行动时，一旦头脑的控制超过某个限度，内心和身体就会以"罢工"（厌食）或

"暴动"（暴食）的方式进行反抗。

尤其是暴食症的症状，暴食症患者通常会主动呕吐，吃进的大量食物几乎都会在不久后被吐出，这种没有意义的无用行为中就隐藏着反抗的意义。

在头脑的压迫下，自制力强的人不停地被迫过着"有意义"的生活。面对让人喘不过气的生活，内心和身体试图通过反抗打开"通风口"，而这种反抗就表现为无用的暴食和呕吐。

如果没有无所事事的时间，就听不到内心的声音

对生产机器来说，什么都不做的空闲时间看起来是没有意义的，可是对内心和身体来说，这却是不可或缺的重要时间。

正是因为有了什么都不做的空闲时间，人们才可以进行内省和创造，通过自由地冒出各种各样的想法与自己对话。此外，因为无聊，所以人们才会去探索新的内心世界，沉浸在漫无边际的幻想中。可以说，这种自由的精神活动才是构建人类文明和文化的根源。

头脑总是大声地说出自己的想法，而内心通常只会用微弱的声音低语。如果想听到内心的声音，人们无论如何都不能缺少空闲时间。

"要过得有意义"这种病态的想法在不知不觉中侵蚀着现代人，我们如果想与其对抗，那就要有意识地在平时重视无所事事的空闲时间。

不再自我控制

——因为早晨无法按时起床，所以迟到。

——无论如何都无法给领导打一通电话说自己今天需要休息。

——在复职后不久就又无法出勤。

从合格的成年人必须能很好地控制自己的行为这个观点出发，以上这些抑郁症的常见症状都会被当成意志力薄弱、无法控制自己的行为。

可是，就像我之前说过的那样，几乎所有抑郁症患者在发病前都拥有超乎常人的意志力和自制力。

如今，社会上不断出现因为抑郁症而倒下的人，这意味着他们的内心和身体自然而然地提出了"反对申请"，反对的对象就是逐渐过度的自我控制。

然而，现代人通常认为自我控制才是成功的关键，拥有自制力成了人们实现成长和获得幸福的标志。这种观念深入人心，家庭教育和学校教育都会强化这种观念，社会上的各种公司及其他组织则巧妙地利用这种观念，制定出让人们服从组织的规则。

讽刺的是，就连致力于帮助因为过度自我控制而陷入抑郁状态的人们的医疗系统，都受到了这种错误观念的影响，认为人们增强自制力就能赶走抑郁。

自我控制这种观念的基础是性恶论

实际上，自我控制这种观念是以性恶论为基础的，它认为人类的本性是邪恶且懒惰的。

麻烦的是，这种观念无法被证伪，因此人们会毫不犹豫地一代代继承下去。

为什么无法证明这种观念是错误的呢？请大家根据下面这个故事进行思考。

某个班级即将要来一名转校生。可是，有传言说"这名转校生特别坏"，这个传言甚至传到了班主任的耳朵里。

终于，这名转校生来到了学校。

转校生彬彬有礼地向大家做自我介绍，努力地融入班级，可是他总感觉同学们和班主任看向自己的目光有些奇怪。不过这也难怪，大家都对他存有戒心，认为他只是在假装老实，一定很快就会露出真面目。

在这样的前提下，转校生不管说什么都只会得到奇怪的回应，他的心情越来越郁闷，最终走上了歪路。有一次，因为同学再次对他做出令人不快的行为，班级里出现了暴力事件。

在看到他的暴力行为后，同学们和班主任心想："他果然是个坏学生，终于露出真面目了。"

然而实际上，之前的传言只是没有根据的谣言。

在这个故事中，"这名转校生特别坏"的传言不仅没有被证实是没有根据的谣言，还引发了暴力事件，反而证明了传言的真实性。

人性本恶的观念和这个故事的内核完全相同，我认为人们并没有意识到这个观念的错误之处。

正如上文所述，针对萎靡不振的抑郁症患者，我会建议他们尽情地感受抑郁，这是为了减弱头脑的意志力，避免头脑继续由于自我厌恶而鞭策因为抑郁而萎靡不振的自己。可是，患者如果相信性恶论，就会感觉这一点很难做到。这是因为，他们的内心深处隐藏着根深蒂固的恐惧，担心这样会使自己变成无所事事的废人。

拒绝自我控制真的会变成废人吗？

在上述情况下，医生无论再怎么对患者强调不要勉强自己，要轻松地疗养，治疗过程都不会非常顺利地进行。

正如上文所述，患者之所以无法放松，是因为害怕变成无所事事的废人。只有打破这种惯性思维，患者才能放松。

然而，颠覆患者信奉已久的性恶论绝对不是一项容易的工作。

在此过程中，医生必须耐心地回答患者提出的各种疑问。如果医生本人也信奉性恶论，那么他给出的回答就只能停留在问题的表面上，缺乏真正的说服力。

因此，医生必须亲身体验过人体蕴藏着的自然法则的神奇之处。也就是说，医生必须亲身经历过拒绝执行头脑提出的要求，从而遵循内心和身体的想法完成某件事情的过程。

在第5章中，我提到了抑郁症患者容易昼夜颠倒的相关问题。实际上，认为只有规律生活才能痊愈的观点大多是信奉自我控制的人提出的。而且大家必须注意，强迫患者增强体力、有计划地尝试通勤及记录每天的症状和睡眠情况等对其施加任务的治疗方法，都是违反治疗目的、强化自我控制的治疗方法。

其实，人类这种动物的忍耐力并没有强大到能忍耐没有止境的无聊的程度。抑郁症患者的疗养时间延长的原因几乎都是患者没能解除自我控制，从而陷入自我厌恶中，产生想要尽早回归社会的焦虑情绪，他们相当于陷入了一边"充电"一边"放电"的状态。

只要能解除自我控制，让内心得到真正的疗养，那么在经过"充电"需要的时间后，患者一定会感到无聊，从内而外自发地产生欲求，恢复活力，积极行动，此时昼夜颠倒的现象自然就会消失。

痊愈不等于回到原来的状态

现在，依然有很多人认为抑郁症不可能真正被治愈，非常容易复发。这是因为，他们看到了致力于让患者回到原来的状态的对症疗法的极限，这种疗法的底层逻辑是认为痊愈等于回到原来的状态。

然而，真正的痊愈不是"修理"，而是"重生"或"新生"等深层次的变化，我将这种变化称为"第二次诞生"。

在本书的最后，我希望大家思考"第二次诞生"应该如何实现，以及在实现后会开启什么样的生活方式。

自力和他力

我们可以将自力看成依靠拥有智慧和意志力的头脑的状态，将他力看成依靠遵循自然的内心和身体的状态。据此判断，抑郁症就相当于自力耗尽的状态。

某天早晨突然无法起床，就算强迫自己去公司，身体也无法动弹，这是在抑郁症初期患者常见的状态。此时，就算头脑发出命令，内心和身体也会因为"罢工"而拒绝遵循命令。

容易患上抑郁症的人大多习惯依靠自力，长久以来一直强迫自己努力和忍耐，当自力在某个时刻耗尽时，他们就会进入抑郁状态。

铃木大拙是用下面这段话描述自力和他力的。

自力指自己有意识地努力，而他力可以在凭借自己的
努力无法实现目标时发挥作用，即在自力耗尽时出现，柳
暗花明就是这个道理。……自己一直努力到尽头，即努力
到无法继续前进的地方。当最终舍弃自力时，前方就会自
然而然地出现一片广阔的天地，我们无从得知那片天地还
是不是客观世界，或许那里应该被称为绝对客观的世界吧。

——《禅是什么》 铃木大拙

现在，请大家根据"他力会在自力耗尽时出现"的观点来
分析抑郁症。

治疗的重点在于切断自力的根

通常，在刚陷入抑郁状态时，患者还没有抛弃自力，因为
头脑不会轻易地将控制的主导权让给内心和身体。

虽然内心和身体已经"罢工"，但是头脑也要凭借最后的毅
力坚持拒绝让步，这个时期是治疗过程中最需要耐心的时期，
因为此时彻底切断自力的根是治疗的重点。

在经过某种程度的休养后，患者会暂时恢复能量，此时人
们很容易认为患者的状态得到了改善。可是，患者如果在自力
的根尚未被彻底切断时急匆匆地回归社会，就很容易回到头脑
继续对内心和身体实施"独裁统治"的状态，这一定会留下复
发的风险。

从不能动弹到不想动弹

当患者出现不能动弹、提不起兴趣做任何事、无法起床等症状时，这说明患者的体内还保留着大量的自力。也就是说，头脑使用的"必须"和"应该"等话语体系依然是患者思考的前提，此时患者依然认为自己应该动起来、应该知道自己想做什么、应该让自己起床，头脑在因为做不到这些而抱怨。

当通过内心和身体使用的"想要"和"喜欢"等话语体系进行思考时，患者就会开始觉得不想动弹、什么都不想做、不想起床，这说明患者进入了优质的疗养状态。

接下来，患者如果感觉这种什么都不做的生活方式是轻松的、愉快的，这样一直休息下去应该会很幸福，即能尽情地享受休息，就说明患者的自力终于耗尽，开始依靠他力了。

当他力出现时，患者会自然而然地产生欲求

在自力耗尽后，他力会一点点地出现。

他力会从患者能安心疗养、在休息中感到愉快的时候开始出现，患者将逐渐感觉疗养变得无聊，慢慢地对外界产生好奇心。

此时出现的欲求是内心和身体自发形成的，和头脑伪装出来的虚假欲求是不同的。如果依从内心和身体自发形成的欲求来行动，患者并不会出现问题。基于自然欲求回归社会是最理想的状态，这不会给患者留下复发的风险。在身边的人眼中，

患者会呈现出一种积极开朗，能让大家放心地祝福的状态。

可是，就像我在上文中说过的那样，这种回归社会的状态和"恢复原状"有区别。这并不是说患者不会回到同一家公司、同一所学校，而是说患者就算回到了同样的地方，内心也已经发生了巨大的变化，并不算简单地"恢复原状"。

打破惯性思维是真正成熟的开始

要打破惯性思维，不再相信自然的欲求能凭借头脑的意志产生，不再迷信自力，让头脑对遵循自然的内心和身体产生敬畏之心，找到一种新的生活方式，让自己的身体顺从自然。可以说，这种生活方式的变化背后是世界观的巨大变化，这意味着人们摆脱近现代的人类中心主义的束缚。

随着这种变化的出现，我们会意识到很多新的东西。

举例来说，就是打破以前坚信的"适应才是正常的"的惯性思维，意识到适应其实是麻痹的别名，意识到"不管怎么样都要先吃饭"这句话中巧妙地混入了会让人类失去重要东西的"毒素"。

通过从依靠自力走向依靠他力，我们可以重新审视从出生起就被灌输的各种惯性思维，从而最终发现事物的真面目。

对金钱、名誉和地位的执着，过度在意别人的评价，因为害怕孤独而努力维持表面的人际关系，想要扎堆的倾向，对组织不加批判的忠诚，被成果主义摆布，强迫自己适应追求效率的非人环境……对这些惯性思维逐渐产生疑问后，我们就能打破它们，追求另一种价值。而且，只要我们还活着，我们重视的事物就会发生动态变化。

　　"第二次诞生"指内心发生巨大的变革。一个人的内心在经过巨大的变革后，他并不会变得像仙人一样遗世独立，而会变得能在现代社会中正常生活，不被陈旧的价值观影响，不被时代潮流冲走，以自己的感受为基础进行认真思考。也就是说，抑郁症是现代社会觉醒的重要契机之一。

心灵小课堂：抑郁的力量

明治三十九年（1908 年），夏目漱石给门下的学生铃木三重吉写了一封信，部分内容如下。

> ……可是身处于当下这个愚蠢而错误的社会中，只要还是一个正直的人，他就一定会出现神经衰弱。在今后遇到别人时，只需要问问他有没有神经衰弱，如果答案是肯定的，就说明他是一个具备正常道德的人。
>
> 在当今社会中，没有神经衰弱的要么是有钱人，要么是生性愚钝的人，要么是没教养、没良心的人，否则就是盲目满足于 20 世纪轻浮世道的糊涂虫。
>
> ——《漱石书简集》 三好行雄编

收到这封信的铃木三重吉是一位文学家，他创办了儿童文学杂志《赤鸟》，在日本儿童文化运动中留下了巨大的功绩。当时，还是大学生的铃木三重吉因为出现神经衰弱而休学，回到故乡广岛疗养，于是夏目漱石给他寄去了这封信。

我想，当时的神经衰弱基本相当于现代的抑郁症。众所周知，夏目漱石在英国留学时也出现过神经衰弱，曾经历过一段闭门不出的时期。可是，夏目漱石在度过神经衰弱的时期后，意识到自己过去遵循他人本位的生活方式是不值得的，认识到了自我本位的重要性，这一点也成了夏目漱石在写作时精神上的出发点。

　　夏目漱石出现过神经衰弱，他甚至对自己曾经出现神经衰弱的事情感到几分自豪。因此，他并没有认为铃木三重吉的事情与自己无关，而是寄出了这封充满热情的信。

　　用现代的话来描述，夏目漱石的这封信表达了以下内容。

　　"……现在这个社会愚蠢又荒谬，正直的人一定会患上抑郁症。在以后见到别人时，你可以问问他是否抑郁，如果对方回答抑郁，你就可以认为他是一个精神正常的人。在现代社会中，不抑郁的人要么有钱，要么头脑愚钝，要么因为没有接受过正经的教育而缺乏良心，如果不是这样，那么他就是一个满足于充斥着轻浮气息的现代社会的笨蛋。"

　　大家或许觉得这封信的内容相当叛逆、辛辣，然而我作为每天和抑郁症患者打交道的精神科医生，却和夏目漱石有着同样的感受。

　　大多数人认为的健康的心理状态是可以适应社会的心理状态，为此患者必须经历回归职场的过程。如果社会这个需要适应的对象是正常且合理的，那么这个观点是没有问题的，然而如果社会是愚蠢且荒谬的，那么我对这个观点的正确性则抱有严重的怀疑。

　　适应这个词虽然听起来并无贬义，但是我们只要认真地思考其中的含义，就会明白它是麻痹的别名。

　　例如，适应通勤路上人满为患的电车，意味着动物本该拥有的个人空间感被麻痹。再如，适应遍布日本的、质量参差不齐的组织（如公司、学校、课外俱乐部、家庭等），意味着屈服于同调压力[①]，遵守

———————————

① 同调压力：在一个集体中，无论是想法还是行动，少数人都应该自觉地和多数人保持一致，否则就会被视为不合群或适应能力差，从而遭到排挤或孤立。

等级社会的原则，揣度上意，麻痹个人的尊严和良心。

不少抑郁症患者身处异常的环境和不成文的规定中，被适应社会的人们包围，于是严厉指责无法适应环境的自己，自我否定的情绪逐渐强烈。也就是说，正因为他们是正直的人，所以才会为自己的无法适应而感到痛苦。

最近出现的日本政府机关丑闻、运动界的职权骚扰问题、层出不穷的霸凌问题等，都说明当今社会依旧存在愚蠢且荒谬之处。在这样的社会中，如果感受不到生存的辛苦，没有苦恼和不安，那么正如夏目漱石所说，恐怕如此迟钝的人才有问题吧。

有些认为只有适应社会、在社会上取得成功才有价值的人在患上抑郁症后说过："以前，我认为抑郁症患者都是内心脆弱的家伙，没想到自己也会患上抑郁症。"可是，如果没有抑郁症这个契机，人们就不会直面自己畸形的生活方式，无法深入地观察社会。诗人、思想家吉本隆明留下了一句铿锵有力的话："我从出生开始就得了抑郁症。"患上抑郁症绝对不是一件需要感到羞耻的事情，它是内心和身体传达出的宝贵信息，能让你发现真正的自己，过上更加幸福的生活。

可是，目前社会上流行的治疗方法只是用药物压制症状，并让患者进行一段时间的疗养，这并不能让患者接收到内心和身体发出的重要信息。自己的内心和身体究竟想说什么，才发起"罢工"？内心和身体是否想说我们以前的生活方式存在问题？面对抑郁症这个盖着不幸印章的"礼物"带来的深刻问题，患者只有静下心来从容面对才能明白，被人们当成灾祸的抑郁症其实是教会我们如何过上真正的幸福生活的礼物。

　　本书根据在钻石社线上连载的《关于抑郁症的 24 个误解》
（2008 年 10 月—2009 年 9 月）和《解读现代人不得不面对的抑
郁症带来的信息》（2009 年 10 月—2010 年 3 月）的内容重新编
辑而成，并进行了一定的加工和修改。

　　我原本是在构思到一定程度后才开始连载，不过写作过程
却与原定计划有所不同，当初准备好的主题早早用尽，中途我
经常在截稿日期的前一晚依然不知道应该写什么。

　　尽管如此，神奇的是我总能在三更半夜找到要写的主题，
并在天空泛起鱼肚白的黎明时分将其写完。

　　当然，我在白天还要正常接诊，并且同时创作其他作品，
确实感到有些辛苦，不过现在回头来看，如果没有连载的约束，
我恐怕写不出这么多内容。

　　最近，电视等媒体经常播放与抑郁症相关的特别节目，解
答观众提出的各种问题，可见一定有很多人关心与抑郁症相关

的问题。

本书以抑郁症为焦点，从各种各样的切入点出发，对抑郁症进行了深入分析，其中包括我在日常接诊时的感受和使用的治疗方法。目前，我的基本治疗观念和对人性的看法与 2006 年出版的《名叫"普通就好"的病》中总结的内容是一致的，不过，本书从当时的内容出发，讨论了更加具体的问题。

无论如何，我希望本书能给各位已经厌倦传统的、千篇一律的关于抑郁症的观点和治疗方法的读者带来新的启发。

最后，我要向前来就诊的患者表示深深的感谢，是你们的话语让我开始思考各种各样的事情。同时，感谢钻石社的中岛秀喜先生，在连载期间他对我进行了出色的指导，并且在成书过程中付出了辛勤的努力。此外，感谢中途加入的村上实奈子小姐为本书成书付出的努力。

2010 年 9 月

我们与隐形的事物

此时，新冠疫情席卷全球，正因为它是隐形的事物，所以这场灾难迟迟看不到结束的希望。

到现在为止，我们一直在通过将隐形的事物转换成可见的事物来加速社会发展。可是，人类沉醉于自己的成功，不知道从什么时候开始轻视隐形的事物，狂热地追求可见的事物。如今，我们无论愿不愿意，都不得不面对张牙舞爪地扑上来的隐形的事物。

被忽视的存在主义苦恼

我的专业是心理健康，尤其是近年来，这个领域的学者们过于重视如何让休学和停职的患者回归社会，过于重视患者可见的、适应社会的一面。

　　几乎在所有情况下，医生都会根据诊断手册为陷入抑郁状态的患者做出诊断，并开具一些固定的抗抑郁药物，要求患者进行休养。面对因为找不到活着的意义、找不到工作和上学的意义而苦恼的患者，医生只会告诉他们"正因为你总是考虑这些事情，才会陷入抑郁状态"，而不会为患者解答他们提出的疑问。

　　之前，我在一个讨论抑郁症的电视节目中说过："我们应该正面对待现代人的存在主义式空虚。"然而，其他精神科医生却嘲笑我："现在很少有患者希望深挖存在主义问题吧。"当时，我认为自己或许陷入了时代性的错误中，于是用一句自嘲收场。可是，如今再次分析眼前的形势，我依然认为既然人类是注重精神性的动物，那么隐形的存在主义问题就是导致抑郁症的根源问题，绝对不应该被轻视。

新冠自肃^①与自杀人数增加

　　日本警视厅发布的统计结果显示，在 2009 年之后，日本原本呈现下降趋势的自杀人数在 2020 年 7 月~10 月及 2021 年3 月都转为增长。此外，日本厚生劳动省发布的统计结果显示，在 1998 年之后，七国集团中日本的自杀率最高，而且自杀成了

①　自肃：自我约束，这里指新冠疫情时期日本政府要求国民减少外出。

年轻人（15~39 岁）的首位死因，这是只有日本才有的现象。

　　人们通常认为导致自杀问题出现的背景是就业情况恶化、公司经营不善等经济问题，即一些可见的现实因素。然而，我认为其中也包括因为没有出路而找不到生存的意义，被隐形的存在主义苦恼压倒的案例。

　　在新冠疫情蔓延的情况下，人们不能出门。对那些平时将生活重心放在外界、行动力强的人来说，社交和外出等消遣和娱乐的活动都受到了限制，无论愿不愿意，他们都必须面对自己。

　　当然，不能出门也让人们更加积极地利用网络进行交流和娱乐，这在一定程度上为我们提供了便利，丰富了我们的生活。可是，当长期处于需要自肃的生活中时，我们真正感受到的是，心理上的不满足终究无法用其他手段代替满足。事实上，这些代替手段反而让我们更加渴望进行面对面的交流和娱乐。

　　无论如何，在特殊的封闭环境下，无论我们是否愿意，所有人都必须面对自己的内心，必须内省。

　　最近不断出现原本顺风顺水的当红艺人突然自杀的冲击性新闻，然而他们自杀的原因都并非经济原因等常见的可见原因。这些新闻象征性地证明，经济上的成功等世俗意义上的成功不一定是人类生存的充分必要条件。

轻视生命的趋势

　　如今是一个便利的时代，人们可以轻松地获取需要的信息，然而越能轻松地获取信息，人就越容易失去深度。很多事情的流程被缩短，人们变得更加仓促并只关心结果。因此，当面对生存的意义等不能起到任何实际作用的隐性问题时，人们通常会冷漠地轻视它们，认为思考这些问题的人不过是想得太多，思考这些问题的行为则是抑郁症的症状。

文学等艺术原本起着重要的作用，能让人们感受到生存的意义，从存在主义层面给人们带来启示。不过，由于过度追求商业收益，艺术在现代很容易堕落成肤浅的娱乐。如今，有些人学习艺术和哲学只是为了成为商业精英，有些人学习它们则只是为了在智力问答节目中回答出正确答案。

我们生活在现代，生命逐渐失去深度，甚至逐渐受到轻视，我们身边包围着快销式的、用于消遣的娱乐。在日常的临床治疗中，我深刻地感受到，在这样的环境中，以年轻人为中心，人们的心中正在出现可以被称为"生与死逐渐靠近"的倾向。

既然人们轻视生命，那么生活中不可避免的各种烦恼和困难就只会被当成没有意义、无用和不合理的事情，人们也不会想去克服这些烦恼和困难。为了解决这些烦恼和困难，人们轻而易举地想到死亡，这绝对不是意料之外的事情。

隐形的事物的深度

英国诗人T·S·艾略特曾说："艺术创造人生，并为人生赋予意义。"艺术确实承担着如此重要的作用，它既不是为了打发时间而产生的事物，更不是像昂贵的首饰那样用来炫耀的事物。

可以说，在内省过程中，我们会比平时更加深刻地感受到自己内心的空虚，我们会发现自己周围全都是避无可避的娱乐化的事物。

不过，大家不需要害怕空虚。到现在为止，人类正是通过直面空虚，才创造出艺术，从而克服空虚，留下众多文化遗产。而且，那些文化遗产讨论的都是隐形的事物。

追求可见的事物，追求眼前的结果，利用轻易得到的信息熟练地处理眼前的事情，一个人只要做到这些就会成为适应现代社会的人，在这个时代受到赞赏。不过，如今我们不得不认真地面对那些被我们遗忘的隐形的事物。

在信息洪流的前方，有一堵由方法论和娱乐化的事物垒成的厚墙。我们不应该被它们吸引，不应该为它们停留，而应该看到藏在更深处的真正的智慧，也就是"为人生赋予意义"的艺术，我认为这才是此时必须做的事情。

举例来说，不久前是贝多芬诞辰250周年，贝多芬是一名音乐家，听力却存在严重的问题，他曾经考虑过自杀，甚至已经提前留下了遗书。可是，在克服困难的过程中，他留下了以《英雄交响曲》和《第九交响曲》为代表的众多优秀乐曲，这些乐曲都蕴含着生命的深刻意义。

再如，莎士比亚也在他创作的众多剧本中精彩地描述了人们容易陷入的各种罪孽，他的作品教会了我们"人是什么"，直到今日依然没有过时。这些文化遗产绝对不是只能摆在博物馆里收藏的高尚遗物，而是会在我们找不到生存的意义时，让我们与其中描述的空虚感产生共鸣，指出我们的希望所在的具有深度的瑰宝。

正是因为我们如今处于前所未有的闭塞环境中，每个人才应该安静、充分地内省。我们应该接触有深度的事物，不要被隐形的事物压倒，而要反过来把它们当成养分，创造出新的文化，让人类更加坚强地生存下去，这样才能发挥出我们作为人类真正的潜力。